Bioética Clínica
em Fundamentos e Práticas

Josimário Silva (Org.)

Bioética Clínica
em Fundamentos e Práticas

EDITORA
IDEIAS&
LETRAS

DIRETOR EDITORIAL
Márcio Fabri

CONSELHO EDITORIAL
Bruno Alves Coelho
Edvaldo M. Araújo
Marco Lucas Tomaz
Orlando A. Silva Cassiano

COORDENAÇÃO EDITORIAL
Valério Alves de Castro

PREPARAÇÃO E REVISÃO
Daniel de Vasconcelos Andrade

DIAGRAMAÇÃO E CAPA
Airton Felix Silva Souza

1ª impressão

EDITORA IDEIAS & LETRAS

Rua Oliveira Alves, 164
Ipiranga – São Paulo/SP
Cep: 04210-060
Televendas: 0800 777 6004
Editorial: (11) 3862-4831
vendas@ideiaseletras.com.br
www.ideiaseletras.com.br

Dados Internacionais de Catalogação na Publicação (CIP)
de acordo com o ISBD

B615 Bioética Clínica em Fundamentos e Práticas / organizado por Josimário Silva, Márcio Fabri. - São Paulo : Ideias & Letras, 2025.
216 p. ; 16cm x 23cm. .

Inclui bibliografia.
ISBN: 978-65-87295-92-3

1. Bioética. 2. Medicina. 3. Tomada de decisão. 4. Cuidados paliativos. I. Silva, Josimário. II. Fabri, Márcio. III. Título.

2025-1934 CDD 344.04197
CDU 34:57

Elaborado por Odilio Hilario Moreira Junior - CRB-8/9949

Índices para catálogo sistemático:
1. Bioética 344.04197
2. Bioética 34:57

Sumário

Sobre os autores

Amanda Gonçalves

Médica intensivista pelo Hospital das Clínicas da Faculdade de Medicina da USP. Pós-graduação em Cuidados Paliativos pelo Sírio-Libanês. Atua como intensivista na unidade de transplante hepático do HC-FMUSP, e também como intensivista nas UTIs do Hospital Vila Nova Star e Samaritano Paulista, em São Paulo.

Ana Cristina Pugliesi de Castro

Cirurgiã torácica pelo Hospital das Clínicas da Faculdade de Medicina da USP. Médica paliativista com formação pelo Instituto Sírio-Libanês de Ensino e Pesquisa. Coordenadora da Equipe Multiprofissional de Cuidados Paliativos do Hospital Sírio-Libanês, em São Paulo. Coordenadora dos cursos de Especialização e Aperfeiçoamento em Cuidados Paliativos Pediátricos da Faculdade Sírio-Libanês. Coordenadora do Comitê de Bioética do Hospital Sírio-Libanês. Membro da Academia Brasileira de Bioética Clínica. Membro da Diretoria da Rede Brasileira de Cuidados Paliativos Pediátricos.

Angela Mitiyo Ikeda

Médica pediátrica com especialização em UTI Pediátrica e Cuidados Paliativos. Atualmente trabalha como Paliativista Pediátrica na Santa Casa de São Paulo e no Serviço de Atendimento Domiciliar de Santo André.

Camila Kitazawa Cortez

Fundadora da KCortez Consultoria e Assessoria em Direito Médico, Bioética e Healthcare Compliance. Advogada do Conselho Regional de Medicina do Estado de São Paulo por 13 anos. Diretora Pedagógica do

Instituto Jurídico BIOMEDS. Especialista em Bioética pela Faculdade de Medicina da USP. Especialista em Direito Público pela Escola Paulista da Magistratura. Especialista em Direito da Medicina pela Universidade de Coimbra, em Portugal. Certificação em Healthcare Compliance pelo Colégio Brasileiro de Executivos da Saúde (CBEXS). Mestra em Ciências da Saúde pela Escola Paulista de Medicina – Universidade Federal de São Paulo. Coautora de livros e artigos. Professora e palestrante.

Ciana Santos Indicatti

Médica pediatra pela Universidade Luterana do Brasil e Intensivista Pediátrica pelo Hospital da Criança Conceição, do Rio Grande do Sul. Área de atuação em Medicina Paliativa pela AMB. Mestranda em Ciências da Saúde pela Universidade de Caxias do Sul. Médica Paliativista da Casa ICI, vinculada ao Instituto do Câncer Infantil (Porto Alegre, Rio Grande do Sul). Membro do Comitê de Pediatria da Academia Nacional de Cuidados Paliativos.

Daniele Chaves Rocha

Especialista em medicina intensiva pela AMIB. Área de atuação em Medicina Paliativa pela AMB. Pós-graduação em Dor pelo Hospital Israelita Albert Einstein. Médica plantonista do Hospital Alemão Oswaldo Cruz e referência técnica do Grupo de Cuidados de Suporte do Hospital Municipal Vila Santa Catarina.

Denise Swei Lo

Médica Geriatra pela Faculdade de Medicina da Universidade de São Paulo (HC-FMUSP) e pela Sociedade Brasileira de Geriatria e Gerontologia (SBGG). Área de atuação em Medicina Paliativa pela Associação Médica Brasileira (AMB). Coordenadora da Equipe de Cuidados Paliativos no Hospital São Camilo e no Hospital Samaritano Higienópolis, de São Paulo.

Gabriela Pastana Goes

Médica Residente de Terapia Intensiva do Hospital Paulistano. Pós-graduação em Cuidados Paliativos do Instituto Paliar.

Janny Leonor Lourenço Ferreira

Médica, com mestrado em Medicina Interna pela Universidade Federal de Pernambuco. Atua como médica intensivista da UTI do Hospital das Clínicas da Universidade Federal de Pernambuco e do Hospital Unimed III.

Josimário Silva

Chefe do Serviço de Bioética Clínica do Hospital das Clínicas (HC) da UFPE. É presidente da Academia Brasileira de Bioética Clínica (ABBC). Especialista em Bioética Clínica, ele é mestre em Direito Médico, doutor em Cirurgia e pós-doutor em Bioética.

Letícia Massaud Ribeiro

Médica pediatra intensivista no Instituto Nacional de Saúde da Mulher, da Criança e do Adolescente Fernandes Figueira (IFF) da Fundação Oswaldo Cruz (FIOCRUZ) e no Instituto de Puericultura e Pediatria Martagão Gesteira (IPPMG), da Universidade Federal do Rio de Janeiro (UFRJ). Mestre em Saúde Materno-Infantil pelo IPPMG.

Luca Schilling Gonçalves

Médico Psiquiatra e Psicoterapeuta pelo Instituto de Psiquiatria do Hospital das Clínicas da FMUSP. Pós-graduação em Cuidados Paliativos pelo Sírio-Libanês. Voluntário na Unidade de Cuidados Paliativos do Instituto Perdizes da FMUSP. Atua em consultório e no Hospital Dia do Instituto A Casa, em São Paulo.

Márcio Fabri

Filósofo, teólogo e bioeticista. Professor emérito da PUC-SP. Docente e coordenador de doutorado em Bioética (Universidade São Camilo,

2006-2020). Membro da Câmara Técnica de Bioética (CREMESP, 2002-2016). Atual membro do Comitê de Bioética do Hospital Sírio-Libanês, em São Paulo. Diretor editorial da editora Ideias & Letras.

Maria Geralda Campos
Médica cardiologista e clínica geral. Atualmente trabalha em Salvador (BA), atuando em cuidados clínicos de hemodiálise.

Virna Mendonça Sampaio Lima
Médica formada pela Faculdade de Medicina da Bahia – UFBA. Especialista em Clínica Médica e em Medicina Paliativa pelo Instituto de Assistência Médica ao Servidor Público Estadual (IAMSPE). Médica assistente da equipe de cuidados paliativos do Hospital M'Boi Mirim e da Beneficência Portuguesa de São Paulo.

Prefácio

Entrar com a Bioética na Clínica

Márcio Fabri

No fascinante desenvolvimento científico em que estamos, a Bioética Clínica carrega consigo um longo processo de desenvolvimento e transformação. É um fato que são admiráveis os avanços tecnológicos nas descobertas das enfermidades e nos concomitantes recursos para enfrentá-las. Entretanto, a interação humana com tecnologias, desde as mais simples até as mais complexas, sempre implica uma grande transformação do próprio ser humano. Isto nos coloca diante de um gigantesco processo de mudanças que nos trouxe até aqui. Essas duas vertentes incidem de tal modo entrelaçadas no desafio clínico de cuidar, que já não é possível cuidar sem somar as possibilidades científicas com o lado profundamente humano requerido pelo cuidado. É onde entra a Bioética com uma regra de ouro sobre o cuidar: o humano é o epicentro do cuidado, e os recursos são instrumentos a seu serviço.

Olhando um pouco a história da Medicina, podemos identificar nos meandros das mudanças algumas importantes dimensões persistentes do que somos. O persistente pode tomar outras formas, mas não desaparece, e por isso mesmo continua sendo referência para o cuidar ético. Um exemplo incisivo disso é a finitude humana, individual e coletiva, que Paul Ricoeur mostrou se verificar em múltiplas direções sem se reduzir simplesmente à morte corpórea; é também finitude moral, cognitiva, sensitiva, local, temporal. Afeta todas as características humanas, porque ser humano é ser finito. De certo modo, Sócrates intuía essa amplitude ao propor a morte como experiência essencial da vida.

Entretanto, não haveria finitude sem poderes de referência no próprio sujeito finito, e esta é a raiz da relacionalidade constitutiva do humano:

seres finitos que se complementam – uma complementação tensa, pois estamos sempre lidando com poderes e fragilidades.

Nesse quadro, a tensão entre confiança e desconfiança preside a busca de soluções para a finitude. A história mostra a imemorial atribuição ao transcendente divino, o controle de tudo o que supera as capacidades humanas. Esse elemento religioso chega até pelo menos meados do século XX, atribuindo à profissão médica uma característica mediadora como *sacerdócio*, seja pela dedicação, seja pela função de lidar com algo tão profundo como a vida humana.

A modernidade trouxe uma ruptura nessa concepção, não por negar a finitude ou mesmo a transcendência em todos os sentidos, mas por evidenciar as capacidades humanas de ação frente às fragilidades: a razão cognitiva que identifica as causas e possibilidades de solução, e a volitiva que elabora as decisões. Ética, responsabilidade e virtudes são, de certo modo, o novo nome do *sacerdócio* no cuidar. O desenvolvimento das ciências e tecnologias com isso evidenciou *sujeitos morais* da confiança: profissionais competentes e dedicados, comunidades médicas e instituições hospitalares confiáveis (!), com disponibilidade de recursos tecnológicos.

Isso significa que os sujeitos são também sujeitos societários, enquanto conjunto de seus membros. Uma clínica, por exemplo, constitui equipes, *corpo* clínico e semelhantes, que somam suas habilidades individuais e assumem convergências em objetivos e linhas de conduta. Assim, cada grupo constitui de fato um *sujeito moral*. A própria clínica, no conjunto de sua organização, é um *sujeito moral* pelas linhas de objetivos e condutas que assume. Em Filosofia e Sociologia, aplica-se com frequência o conceito de *corpo social*, por analogia ao organismo humano, para sugerir como o conjunto de interações sociais é vida, pois elas também circulam as condições do viver.

Dentro dessa concepção, a modernidade veio acentuar a autoconfiança dos sujeitos morais (individuais e coletivos) e sua autonomia moral diante de suas próprias vidas. A autonomia dos sujeitos se tornou uma referência necessária em todas as decisões de modo geral, com incidência direta nos cuidados clínicos, onde ocorrem frequentes desafios na relação com o paciente e seus familiares, em clima bastante emocional.

De fato, os grupos familiares se constituem também como sujeitos morais. E, ao entrar nos códigos das confianças humanas, o pensamento moderno evidencia muitas alianças conscientes e inconscientes que constituem sujeitos familiares, comunitários, organizacionais, culturais e muitos outros. Como se vê, a descoberta dos indivíduos como *sujeitos*, isto é, como dotados de características próprias *subjacentes*, nos traz a consciência de uma pluralidade enorme, com a qual lidamos com as fragilidades e nossos lares de confiança.

A desconfiança tem também sua trajetória correspondente e concomitante nos sentimentos e nas relações em geral, à medida que fatores e práticas que a produzem se tornam ameaçadores, nocivos e clara ou sutilmente invasivos. Michel Foucault, em *Microfísica do Poder*, já analisou como isso ocorre também em sistemas de saúde e hospitais. Por outro lado, enquanto método, a desconfiança é uma valiosa atitude que modera a ingenuidade ou os excessos da confiança, convoca à vigilância e estimula a pesquisa sobre maiores esclarecimentos das causas dos problemas.

Ao aprofundar as características da subjetividade humana, as ciências explicitam melhor as implicações dos seres emocionais e afetivos que somos. Por essa dimensão do humano passam as reações da confiança e desconfiança frente às fragilidades. E tais reações se tornam um inevitável vetor da linguagem na intercomunicação. É verdade que as tecnologias trazem recursos e garantias, notadamente de diagnósticos, fármacos e instrumentos que aumentam a confiança em procedimentos clínicos. Entretanto, a relação interpessoal se mostra insubstituível, comprovada pela experiência de pacientes e de profissionais nas práticas clínicas onde a presença amiga de quem cuida, a mão estendida, o olho no olho, a palavra ou o silêncio solidário valem mais para quem se sente frágil do que os recursos tecnológicos.

Nesse sentido, entende-se a distinção presente nos seguintes termos em inglês, onde *confidence* é um confiar acreditando em um bom funcionamento, enquanto *trust* é um confiar se entregando ao cuidado criativo de uma pessoa. A solidariedade responsável é um suposto básico para a consistência da confiança interpessoal. Sem ela, a confiança é traída.

Nesse quadro conceitual, é necessário relembrar, por fim, como a Segunda Guerra Mundial escancarou a tensão destrutiva entre os nichos da confiança em escala mundial. Nacionalismos e pretensas superioridades étnicas, entre outras, se associaram ao poder tecnocientífico e econômico para eclodirem numa guerra mundial. Mal disfarçadas, persistem e se renovam essas distopias em nossos dias, açuladas por recursos digitais.

É dentro dessa experiência traumática que nasce e se situa a Bioética moderna em duas correntes. A Bioética Clínica, liderada por A. Hellegers e sensibilizada pelos desmandos da experimentação sobre humanos, centrou sua atenção nos procedimentos clínicos, a começar pelas pesquisas. A Bioética inaugurada por V. R. Potter (*Bioética: Ponte para o futuro*, 1971) estava entre outras impactadas pelos avanços na decodificação do genoma humano e no desenvolvimento de uma "engenharia genética", trazendo questões éticas consequentes. Diante disso, ele postulou a necessidade da prática interdisciplinar, para se pensar e propor a ética na complexidade dos problemas; ampliou posteriormente o nome como *Bioética global*, incluindo a tarefa do *pensar* ético na relação dos sistemas de saúde com o ambiente, em vista de qualidade de vida; e mais adiante ampliou como *Bioética profunda*, empenhada no proceder em cuidados clínicos e societários pela defesa de valores humanos e pelo desenvolvimento de atitudes morais defensivas e protetivas do bem comum.

Este rápido e seletivo percurso de considerações feito até aqui parece uma digressão distante para um prefácio de uma obra sobre temas de Bioética Clínica. Mas tal aparente digressão é também consciente. As intuições de Potter têm sido, a meu ver, bem complementadas e enriquecidas por um pensamento dialético capaz de situar as preocupações éticas com a vida e a saúde dentro das tensões de poder evidentes no ambiente social em que vivemos.

Em outros termos, não é possível pensar as clínicas como ilhas isoladas de influxos do que se passa na sociedade. Pacientes, profissionais, insumos, a instituição de saúde e o conjunto delas propiciam sempre um holograma da sociedade real em que vivemos. Convergem para ali os resultados de muitos influxos e impactos derivados do viver social. Muitos são comportamentais e nem sempre fáceis nas relações. Mas certamente mais importantes são aqueles que dizem respeito aos horizontes de sentidos adotados para guiar nossas vidas. Pois esses horizontes atingem a interioridade das pessoas, e isso leva o cuidado clínico para além das dimensões neurofisiológicas.

Diante da vulnerabilidade moral a que todas as organizações estão sujeitas, a Bioética visa contribuir para que a Clínica se organize como refúgio para a finitude humana carente de cuidados, e para que seja uma preciosa ajuda humana para se viver essa condição com dignidade. O cuidar confiável soma as atitudes da cordialidade solidária com a compreensão empática e científica sobre os fatores interferentes ou favoráveis para se proceder a uma comunicação construtiva no cuidar.

Nesse sentido, a Clínica é um espaço substantivo de um agir consciente e criativo, em que a Bioética entra contribuindo para que seus membros possam entender minimamente as interfaces sociais de seu espaço do cuidar, e para que assumam nele atitudes e procedimentos éticos. Por "Bioética Clínica" entende-se, portanto, como a Bioética entra na Clínica e como ela, pelo conjunto de atitudes criativas nos procedimentos éticos de seus agentes, vem a ser um adjetivo qualitativo de Clínica (uma "clínica bioética") – confiável não só pela competência técnica, mas também pelo respeito ético e solidário de seu ambiente.

Leituras úteis

ALLAMEL-RAFFIN, C. A.; LEPLÈGE, A.; MARTIRE JR., L. *História da Medicina*. São Paulo: Ideias e Letras, 2025 (4ª impressão).

KAËS, René. *As Alianças Inconscientes*. 3. ed. São Paulo: Ideias e Letras, 2022.

POLANYI, Karl. *A Grande Transformação* (1941). São Paulo: Ed. Contraponto, 2021.

Introdução

A Bioética Clínica se caracteriza pela qualidade ética na assistência em cuidados de saúde. Como o próprio exercício científico e técnico de qualidade exige fundamentos, a qualidade ética supõe igualmente um suporte teórico lúcido e coerente. A estreita relação entre teoria e prática é um aprendizado imemorial e robusto que evita práticas aventureiras e incentiva práticas pensadas, conscientes, interdisciplinares, interativas. Aprende-se por esse modo a melhorar os fundamentos teóricos e a conferir uma melhor qualidade aos cuidados clínicos.

Os estudos apresentados nesse volume primam exatamente pelo encontro entre essas duas vertentes, nas quais os fundamentos da Bioética se entrelaçam com as práticas clínicas. Mas o diferencial maior que enriquece esta obra está no fato de os próprios agentes da busca por fundamentos bioéticos serem os agentes das práticas clínicas em suas diferentes especialidades. Esta é uma riqueza imperdível da presente obra, que pode ser lida com muito proveito por especialistas e por iniciantes das duas áreas, a clínica e a bioética.

O número grande de autorias, que em geral desestimula leitores habituados a desconfiar de frequentes feiras de temas desconexos, é aqui a chave de um tesouro. Entre outros ganhos, aprende-se neste livro o vigor criativo do espírito bioético, que conduz à percepção dos melhores caminhos para preservar o valor inalienável e persistente das pessoas em suas necessidades, mergulhadas nas mais diversas contingências de saúde.

Para maior clareza, o livro está dividido em duas partes:

A **primeira parte** enfatiza bases e fundamentos em algumas práticas. Começamos por situar o morrer em nossa sociedade, abrindo com isso as janelas sociais de um processo que se diria apenas fisiológico. Completa-se com um enfoque sobre a vulnerabilidade das pessoas no convívio social, impactando as próprias decisões individuais e coletivas em questões de saúde. E, ao considerar em seguida a saúde indígena, abrimos também o espectro sociocultural e político em que a saúde se situa no contexto brasileiro.

Passamos daí para dimensões da subjetividade individual que demandam atenção da bioética aos impactos nos relacionamentos. Começamos por estudar a própria complexidade da comunicação que se pretende ser construtiva, e tomamos, a seguir, três casos específicos em busca de valores-guia para o bom procedimento: a defesa dos valores do paciente clínico em cuidados intensivos; a do paciente com esclerose lateral amiotrófica; e a do paciente em risco de suicídio. É muito interessante ver como e quais valores bioéticos emergem nessa diversidade de situações.

E, encerrando essa parte, um tema aparentemente fora da curva traz a questão de princípios bioéticos no tratamento clínico de animais. É um tema instigante para concluir essa primeira parte, pois, mesmo sem entrar no mundo mais vasto das relações humanas com os pets, evoca os desafios bioéticos do cuidar em dimensões ecológicas, das quais a saúde humana é altamente necessitada. Além dos animais, está o bioma como um todo, e a biosfera periclitante, cujos sintomas são perceptíveis.

A **segunda parte** trata de questões práticas delicadas, especialmente em momentos decisórios, onde emergem os bons fundamentos éticos que os guiam. Começa com uma boa explicitação metodológica sobre a tomada de decisões em cuidados paliativos, que se aprofunda na percepção sobre sujeitos morais por onde as decisões passam: mostra como nas decisões em cuidados pediátricos entram em campo o poder médico e o poder familiar, que traz consigo necessariamente toda uma carga de emoções e afetividade.

O que vem a seguir seria empolgante se não fosse dramático pelas situações de sofrimento e de quadros em que a vida das pessoas está em jogo. O foco está na melhor forma de assumir atitudes bioéticas nas decisões em casos clínicos delicados. São decisões cruciais aqui tratadas, como na emergência em cuidados de pacientes com espectro de autismo; em casos de malformação congênita e neuroplasticidade; na hemodiálise já em fase adiantada e com prospectivas adversas; nas múltiplas situações de saúde mental; e nas deliberações que acompanham prospectivas muito próximas do final de vida.

Esse painel de estudos oferece uma leitura interessante para quem trabalha na área clínica pela chance de se enriquecer com as questões e encaminhamentos nas diferentes especificidades. Alarga também a visão para horizontes por vezes distantes do habitualmente imaginado. Mas há também um encanto no conjunto dos capítulos desse livro: mostram profissionais que somam o esforço teórico à perspicácia prática na busca de competência e ética no cuidar. E o fazem com uma dedicação heroica que muitas vezes passa despercebida.

Márcio Fabri

PARTE I

Bases para boas práticas

O processo do morrer em uma sociedade ocidental contemporânea. Uma breve reflexão

Josimário Silva

As sociedades ocidentais contemporâneas estão vivenciando um doloroso paradoxo. De um lado, a morte é exposta em todos os lugares (na mídia, nos jornais, nos telejornais, nas novelas, na literatura, nos videogames). Do outro, ela é profundamente temida, a ponto de ser muitas vezes evitada, até mesmo negada.

Ao mesmo tempo, convivemos com a onipresença de injunções à beleza, à saúde, ao desempenho e à busca pela juventude perpétua, que alimentam uma cultura tanatofóbica, complicando ou mesmo obscurecendo a abordagem do fim da vida de pessoas que já amargaram o sofrimento provocado pelas doenças e que não conseguem obter o devido controle dos sintomas para aliviar sua trajetória final de vida.

O fim da vida não é mais visto como um momento essencial na experiência humana. A doença, a deficiência e o envelhecimento são fontes de marginalização. Os ritos de passagem desaparecem, a secularização avança, as representações simbólicas e os aspectos espirituais estão gradualmente desaparecendo do nosso contexto social.

Devido à sua medicalização, por vezes à sua sobremedicalização, o fim da vida ocorre cada vez mais nos locais de cuidados, nos hospitais, nas UTIs, no leito cercado por várias tecnologias da medicina, e a morte é ainda saudada como um fracasso pelas equipes médicas.

Há uma certa fantasia de "morrer bem" ou de "boa morte" que se desenvolve cada vez mais como uma cultura romantizada, revestida de uma "morte digna", dando sentido à dignidade no morrer como um paraíso que todos possam ilusoriamente atingir. Há um certo perigo em deixar correr esta pseudo-esperança: nenhuma morte é, estritamente falando, "doce", a menos que seja natural. Seja abrupta ou prolongada, acompanhada ou solitária, natural ou provocada, permanece sendo um teste físico e metafísico, que a medicina nem sempre consegue aliviar significativamente.

O confinamento e as fortes limitações associadas à crise sanitária da Covid-19 (restrições de visitas de familiares de pacientes internados, muitos em cuidados paliativos, em fase avançada de doença, sepultamento muito estrito etc.) alteraram ainda mais a qualidade das condições de fim de vida, levando a uma grande consciência coletiva da necessidade de apoio às pessoas até o fim de sua existência, assim como a uma consciência de respeito ao nosso dever de não abandono.

Há uma tendência crescente à medicalização do fim da vida e, em consequência, à cronificação da morte anunciada. A medicina vem se tornando a principal fortaleza do enquadramento do fim da vida, enquanto as dimensões sociais e familiares vão sendo gradualmente abandonadas. Ainda mais considerando que a medicalização, a tecnicização do fim da vida, bem como a valorização da ação, do "fazer" a todo custo, tornaram-se mais pronunciadas, em detrimento do suporte e da reflexão ética necessários para lidar com os problemas éticos nessa etapa da vida, contribuindo assim para o esquecimento do assunto ou dando pouca importância a ele.

Nosso sistema de saúde também atravessa uma crise há vários anos. Vem sendo o responsável estrutural pelo mal-estar moral na relação com o paciente. Qualidade e segurança do atendimento são prejudicadas pela falta de pessoal e de materiais, pela extensão do atendimento dos "desertos médicos" e pela organização insuficiente dos percursos de cuidados.

A dimensão humana da relação de cuidado não é levada em conta nos métodos de financiamento da atividade hospitalar e médico-social. Estas múltiplas contingências econômicas, estruturais e organizacionais, agravadas pela crise financeira da saúde, têm contribuído para a desvalorização da ética do cuidado, que se refere à atenção e ao cuidado de outros, em benefício da cura, cujo objetivo principal é tratar para curar através do poder técnico. Os cuidadores são, portanto, cada vez mais forçados a dedicar seu tempo principalmente à técnica, em detrimento da escuta.

Em função dos avanços técnicos e científicos da medicina, o tempo de fim de vida se prolongou, e novas formas de fim de vida vão surgindo (conviver com uma doença que não vai desaparecer, mas cuja evolução é retardada por tratamentos, terminar a vida com diversas doenças sincrônicas, conviver com comprometimento grave das funções cognitivas, morar em grande dependência funcional). Perguntas sobre o fim da vida não podem mais ser reduzidas ao fim da vida, nem aos doentes cujo prognóstico está comprometido com o "curto prazo".

Essa nova temporalidade - a do fim do "prolongar a vida" - compromete-se moralmente a aprofundar a reflexão sobre a resposta fornecida pela sociedade e pelo nosso sistema de saúde. Ao mesmo tempo, o prolongamento do fim da vida provoca e/ou é acompanhado por uma tentação de apressar a morte. Há um sentimento de "urgência de morrer" e uma perda de reconhecimento do valor dos tempos de apoio e dos rituais, que, no entanto, têm um significado e uma função, tanto do ponto de vista da pessoa que está morrendo como daqueles que a rodeiam.

A negligência ou negação das últimas trocas enfraquece e até dificulta os processos fisiológicos e psicológicos em ação durante o luto, ou seja, a criatividade humana que permite enfrentar a radicalidade do sofrimento e superá-lo. Há uma tendência para o aumento das situações de solidão e isolamento social, e particularmente com os idosos. Estudos recentes mostram um agravamento da situação de isolamento dos idosos (cerca de um a cada três estão abandonados pela sua rede de apoio). Isso enfatiza o fim da existência social que precede a morte física, a qual em muitas situações é desejada por aquele que já não consegue ser acompanhado no seu sofrimento, na sua trajetória final de vida, e que está confinado, encarcerado na sua solidão.

É dada cada vez mais importância à autonomia psicológica, à "modernidade do corpo" e à independência funcional numa "sociedade individualizada" (Norbert Elias) que promove a boa saúde e o desempenho individual, profundamente preocupada com a questão do indivíduo "a ponto de fazer do máximo muitas vezes (seu) valor de referência". Nesse contexto, as pessoas seriamente doentes, ou apresentando comprometimento de sua independência ou autonomia, são mais propensas a desenvolver o sentimento de ser um fardo para os outros, e ficam com "medo do colapso e do desamparo".

A promoção da autonomia no cuidado também é ambivalente, serve ao interesse das pessoas doentes e destaca a escuta das suas necessidades. Nesse sentido, é benéfica, mas também pode representar o risco de autorizar ou provocar passos próximos do abandono, do desinteresse no apoio e da desvinculação.

A ação do cuidador não deve, portanto, sucumbir a nenhuma das duas tentações que podem surgir ao tomar o cuidado de uma pessoa em fim de vida, nomeadamente o paternalismo, que consiste em assumir a decisão no lugar do paciente, e o formalismo da autonomia solitária, mas ignorando ou desprezando a parte afetada pelo sofrimento, desconsiderando a experiência que o sofrimento extremo acarreta. Este que, em parte, põe em perigo a nossa capacidade de pensamento livre, quando não a confisca.

Há uma demanda em nossa sociedade por assistência ativa na morte. Essa demanda é expressa através de propostas legislativas, movimentos associativos e pesquisas de opinião. Certamente, as sondagens de opinião nem sempre refletem fielmente as características e a força real das exigências sociais. Na maioria das vezes, trata-se da exigência do direito de liberdade da autodeterminação, bem como do direito de definir para si os limites de uma vida digna. Se este pedido é para alguns uma verdadeira aspiração de emancipação e autodeterminação, é possível que, para outros, ele expresse mais o medo da morte, de "morrer mal", de sofrer, de fazer sofrer quem está ao seu redor.

Considerações finais

O pedido de assistência ativa na hora da morte reflete, em particular, o receio de envelhecer mal, viver isoladamente, estar na solidão, na incapacidade, na dependência ou na falta de acesso aos cuidados paliativos. Finalmente, o pedido de morrer pode também ser a expressão de uma síndrome ansiodepressiva profunda (que deve ser avaliada e tratada), numa situação em que as perdas da função e da autonomia ocorrem uma após a outra, levando à perda da autoestima e, consequentemente, ao desejo pela morte.

Referências bibliográficas

SILVA, J. *Deliberação moral e tomada de decisão em bioética clínica. Casos clínicos*. 2. ed. Bueno Brandão: Editora PlenaVoz, 2024.

______; BONAMIGO, E. *Bioética. Pontos de mutação em uma sociedade em mudanças*. São Paulo: All Print Editora, 2013.

Vulnerabilidade social e as decisões em saúde

Francine de Cristo Stein

"Vulnerabilidade" é um termo interdisciplinar amplamente estudado em áreas como medicina, bioética, psicologia, economia e serviço social, cada uma oferecendo perspectivas únicas sobre seu significado e suas implicações. Na saúde pública, por exemplo, o conceito está relacionado a desigualdades no acesso aos cuidados, enquanto na bioética, a vulnerabilidade emerge como um princípio ético fundamental, orientando decisões sobre autonomia, justiça e proteção.

A compreensão da vulnerabilidade social e de seu impacto nas decisões de saúde é um aspecto central da bioética. Apesar de influenciar diretamente a assistência à saúde, o tema ainda carece de discussões mais aprofundadas, especialmente quanto aos fatores estruturais e sociais que moldam as condições de saúde e de autonomia das pessoas. Com frequência, a vulnerabilidade em bioética é analisada apenas do ponto de vista individual, o que restringe a análise às características biológicas ou comportamentais, ignorando questões mais amplas, como desigualdades econômicas, barreiras culturais e contextos históricos.

Discutir a vulnerabilidade social e seu impacto nas decisões de saúde é, portanto, um esforço urgente e necessário no campo da bioética. Este capítulo busca expandir o conceito de vulnerabilidade para além do tradicional binômio "saúde-doença", explorando como variáveis sociais, econômicas e culturais influenciam escolhas relativas à saúde. O objetivo é oferecer uma análise crítica e abrangente, considerando a ótica dos princípios bioéticos no contexto da vulnerabilidade social.

Vulnerabilidade social

A palavra "vulnerabilidade" deriva do latim *vulnus*, que significa "ferida", e remete à suscetibilidade de um indivíduo ou grupo a danos físicos, emocionais ou econômicos. Esse conceito reflete uma característica essencial da humanidade, que evidencia a exposição a fatores externos que estão além do controle humano (Neves, 2006).

Podemos então falar de dois tipos de vulnerabilidade humana (Rendtorff, 2002):

Vulnerabilidade antropológica: uma condição universal compartilhada por todos os seres humanos, intrinsecamente ligada à nossa finitude e mortalidade. Esse aspecto é inalienável e transcende diferenças sociais ou culturais, estando presente em todas as formas de vida humana.

Vulnerabilidade social: uma característica específica de grupos ou indivíduos, definida por fatores como contexto histórico, condições econômicas, acessibilidade a recursos e dinâmicas de gênero. Ao contrário da vulnerabilidade antropológica, essa forma pode ser mitigada ou até revertida por meio de ações que promovam justiça e equidade.

A vulnerabilidade social tem sido amplamente debatida em diferentes campos do conhecimento, com abordagens que destacam sua natureza multidimensional. Esse conceito ultrapassa a mera carência econômica, abrangendo dimensões interconectadas, como o acesso à educação, emprego, moradia, saúde e participação política. Essa perspectiva é fundamental para compreender as dinâmicas que perpetuam ou intensificam as condições de vulnerabilidade social (Scott *et al.*, 2018).

A vulnerabilidade social é também uma abordagem conceitual que permite análises amplas, funcionando como mediadora de ações e mecanismos para enfrentar condições sociais adversas. Ela orienta discussões políticas e programas sociais, destacando as dinâmicas que sustentam situações de negligência, violações de direitos humanos e desigualdades de gênero, raça, geração e condições socioeconômicas (Dimenstein e Cirilo Neto, 2020).

Além disso, ela reflete o impacto de estruturas e instituições econômicas e sociais sobre comunidades, famílias e indivíduos em diferentes dimensões da vida social. Crises econômicas, precarização do trabalho e fragilidades nos sistemas de seguridade social intensificam as dificuldades enfrentadas por grupos vulneráveis, dificultando sua inclusão social e econômica. Esse cenário cria uma situação de instabilidade, onde muitos oscilam entre a integração e a exclusão social (Pizarro, 2001). Essa perspectiva reforça a necessidade de considerar fatores individuais, coletivos e contextuais ao abordar as condições de vulnerabilidade.

Além disso, Dodds, Mackenzie e Rogers (2012) destacam uma terceira forma de vulnerabilidade, que emerge quando as vulnerabilidades antropológica e social se sobrepõem. Nessa situação, o indivíduo se encontra desprovido de recursos para enfrentar ambas, resultando em um nível de sofrimento ainda mais intenso. Essa condição exige atenção prioritária no campo da bioética, pois evidencia um estado de extrema fragilidade, que demanda intervenções éticas baseadas na solidariedade e na justiça (Dodds, Mackenzie e Rogers, 2012).

Vulnerabilidade e a bioética

A bioética, enquanto campo de estudo, teve sua origem no final dos anos 1960, nos Estados Unidos, com Van Rensselaer Potter cunhando o termo. Um marco significativo desse período foi o Relatório de Belmont, de 1978, que, no contexto das discussões sobre pesquisa clínica e experimentação humana, introduziu a noção de vulnerabilidade. O relatório enfatizou a necessidade de proteger grupos vulneráveis, fundamentando-se nos princípios de respeito pelas pessoas, beneficência e justiça (NCPHSBBR, 1978).

A partir desse marco, Beauchamp e Childress (2013) consolidaram a teoria principialista, amplamente utilizada na resolução de conflitos éticos. Essa teoria organiza-se em quatro princípios: autonomia, não maleficência, beneficência e justiça. A autonomia, em particular, é definida como o direito de cada indivíduo de tomar decisões fundamentadas em seus próprios valores e crenças. Contudo, para que a autonomia seja plenamente exercida, é necessário garantir condições adequadas, especialmente para grupos vulneráveis, evitando abordagens paternalistas.

Com o tempo, as discussões bioéticas expandiram-se para outros contextos culturais e geográficos, incluindo a Europa, a Ásia, a África e a América Latina. Nessas regiões, surgiram questionamentos que buscavam responder às particularidades sociopolíticas e econômicas de cada país, ampliando a relevância do conceito de vulnerabilidade.

Em 1998, a Declaração de Barcelona, publicada pela União Europeia, apresentou a vulnerabilidade como um princípio bioético fundamental, ao lado da autonomia, dignidade e integridade. O documento ressaltou que a vulnerabilidade como princípio expressa a condição de todas as formas de vida, humanas ou não humanas, como suscetíveis de serem feridas, devendo ser o respeito pelos vulneráveis essencial para a formulação de políticas no estado de bem-estar moderno.

Posteriormente, a Declaração Universal sobre Bioética e Direitos Humanos da UNESCO (DUBDH), publicada em 2005 e assinada por 191 países, é considerada um marco por expandir a abrangência da bioética para além das questões biomédicas e por enfatizar a justiça social. O artigo 8 da declaração estabelece que a vulnerabilidade humana deve ser considerada no avanço do conhecimento científico, das práticas médicas e das tecnologias associadas, garantindo a proteção de grupos vulneráveis e o respeito à integridade individual.

Assim, pode-se afirmar que o conceito de vulnerabilidade na bioética evoluiu significativamente, abrangendo não apenas a proteção contra danos na pesquisa, mas também dimensões sociais mais amplas. Essa evolução ressalta a necessidade de uma bioética global que reconheça e aborde a dimensão social da existência humana (Terrón, 2021).

Vulnerabilidade e sua profundidade como princípio

No âmbito da bioética, a vulnerabilidade é discutida a partir de três perspectivas (Pessini, 2017):

Vulnerabilidade como condição humana universal, que reflete a fragilidade inerente à existência de todos os seres humanos.

Vulnerabilidade como característica de pessoas e grupos, determinada por fatores sociais, econômicos e culturais que afetam certos indivíduos ou populações.

Vulnerabilidade como princípio ético-internacional, que orienta práticas e políticas de proteção voltadas aos mais vulneráveis.

Essas perspectivas revelam a amplitude do conceito de vulnerabilidade, que abrange desde a fragilidade compartilhada por todos os seres humanos até as condições específicas que afetam certos indivíduos ou populações.

A formulação da vulnerabilidade como princípio surge para salvaguardar a dignidade humana em condições de fragilidade nos três níveis da bioética: experimentação humana, prática clínica e políticas de saúde.

O princípio da vulnerabilidade obriga o reconhecimento de que o exercício da autonomia e o de prestação de consentimento não eliminam a vulnerabilidade, após os quais o indivíduo ainda pode estar sendo explorado. Isto nos coloca além da discussão de reivindicação de direitos e passa para o dever que a todos compete. Com isso, reafirma-se a liberdade do indivíduo pelo reforço da autonomia, mas também a importância da ética dos deveres com a responsabilidade do outro e o exercício da solidariedade.

À primeira vista, autonomia e vulnerabilidade podem parecer conceitos opostos. Enquanto a autonomia está associada à independência e à autodeterminação, a vulnerabilidade implica desvantagem e uma capacidade reduzida de proteger interesses próprios. Contudo, tratar esses conceitos como antagônicos limita a capacidade de responder de forma eficaz à vulnerabilidade (Dodds, Mackenzie e Rogers, 2014).

Existem duas razões principais para que as respostas à vulnerabilidade sejam orientadas pelo valor da autonomia. Primeiro, isso evita reforçar o sentimento de impotência ou a perda da capacidade de ação, frequentemente associados à vulnerabilidade, prevenindo também a estigmatização de populações. Segundo, impede os riscos de um paternalismo prejudicial, que pode restringir ainda mais a autonomia daqueles em situação de fragilidade (Serodio, 2008).

A bioética clínica anglo-americana, historicamente influenciada pela teoria principialista (Beauchamp e James, 2013), privilegia o princípio da autonomia. Entretanto, na perspectiva de uma ética social, o ponto de partida deve estar não no princípio da autonomia, mas sim no princípio da vulnerabilidade, reconhecendo-a como uma característica universal e um eixo central das discussões éticas (Peluchon, 2021).

Nesse sentido, é essencial reconsiderar a vulnerabilidade em suas dimensões antropológica (como condição humana universal) e social (relacionada a fatores históricos, econômicos e culturais, além do acesso a recursos como saúde e educação). Se a vulnerabilidade é um atributo compartilhado por todos, pensar a partir de uma ética social permite incluir todas as pessoas em uma abordagem abrangente e solidária.

Carol Levine (2004) aponta críticas aos conceitos de vulnerabilidade e alerta que é importante cuidar para não estereotipar grupos em categorias de indivíduos e para não ignorar que num mesmo grupo de vulneráveis podem existir níveis diferentes de vulnerabilidade.

Florência Luna (2019) propõe uma noção de camadas para o conceito de vulnerabilidade. A autora sugere múltiplos e diferentes níveis de vulnerabilidade que podem ser tanto adquiridos quanto removidos, e, ainda que possam ser diferentes e atuar em camadas diferentes, alguns se sobrepõem. O intuito dessa proposta é associar e operacionalizar, do ponto de vista prático, a identificação destas "capas" de vulnerabilidade e, por meio de uma avaliação mais aprofundada, perceber e pensar em medidas para evitar perpetuar e exacerbar estas capas, minimizando-as até erradicá-las.

Assim, se há graus e camadas de vulnerabilidade, é fundamental promover uma discussão com um olhar atento para essas diferenças, pensando e respeitando quem é diferente para promover uma universalidade do cuidado.

Vulnerabilidade social

A vulnerabilidade é um conceito complexo e multifacetado, que envolve a suscetibilidade de indivíduos ou grupos a danos provocados por uma combinação de fatores sociais, econômicos e relacionados à saúde. No contexto da saúde, esse conceito demanda discussões que ultrapassem as interpretações reducionistas, muitas vezes limitadas ao paternalismo. É essencial incluir reflexões éticas, filosóficas e jurídicas, bem como considerar as responsabilidades individuais e coletivas no enfrentamento dessas condições.

Diego Gracia (2021) destaca que os processos de decisão em saúde devem integrar a análise de fatos, valores, deveres e experiências de cada indivíduo. Quando questões sociais e econômicas influenciam essas decisões, a vulnerabilidade social se torna um elemento central, afetando diretamente as escolhas e os resultados em saúde.

Ao reconhecer a vulnerabilidade como um aspecto crítico, é possível desenvolver estruturas éticas para atender às necessidades e preocupações específicas das populações vulneráveis, garantindo que elas não sejam exploradas ou que estejam sujeitas a danos em ambientes clínicos ou de pesquisa. Essa abordagem ressalta a importância de considerar a vulnerabilidade como um princípio interconectado com a justiça e a dignidade, contribuindo para uma abordagem mais abrangente e ética da tomada de decisões (Ten Have, 2015).

A aplicação do princípio da vulnerabilidade nas decisões em saúde envolve não apenas a proteção dos pacientes, mas também a promoção de sua dignidade e integridade. Isso requer uma abordagem holística que leve em consideração não apenas a condição médica do paciente, mas também seu contexto social, emocional e cultural. Em última análise, a incorporação da vulnerabilidade nas decisões em saúde visa garantir que os pacientes sejam tratados com respeito, justiça e cuidado adequado, reconhecendo e respondendo às suas necessidades específicas (Hossne, 2009).

O discurso político da vulnerabilidade também apresenta desafios, particularmente na determinação da resposta adequada à vulnerabilidade relacionada com as condições sociais e econômicas. No Brasil, a Constituição de 1988 "legitima o direito de todos sem qualquer discriminação às ações de saúde" e funda um Sistema Único de Saúde (SUS) baseado nos princípios da universalidade, equidade e integralidade (Brasil, 1988 *apud* Brasil, 1990).

Isto posto, a Constituição já responde assegurando o princípio da justiça a todos os cidadãos, com direito a acesso de acordo com suas necessidades. Por conseguinte, não há conflito ético quanto a receber tal direito. Falta, sim, força para implementar o acesso universal. Um esforço de mobilização política, mas que não se distancia da ética (Serodio, 2008).

Uma das formas mais eficazes de proteger os vulnerados e promover mudanças sociais significativas é por meio da educação. Nesse contexto, a literacia em saúde emerge como uma ferramenta poderosa, não apenas para os profissionais da saúde, mas também para a população em geral, contribuindo para o fortalecimento da deliberação democrática e para decisões mais informadas.

A literacia em saúde, conforme descrita por Wolf *et al.* (2009), envolve o desenvolvimento de competências que permitem às pessoas acessar, compreender e aplicar informações relacionadas à saúde. Essas habilidades capacitam os indivíduos a tomar decisões mais conscientes em seu cotidiano, abrangendo desde os cuidados preventivos até a promoção de uma melhor qualidade de vida. Além de seus impactos individuais, a literacia em saúde tem um papel transformador no âmbito coletivo, fortalecendo grupos vulneráveis e contribuindo para uma sociedade mais justa e equitativa.

No contexto da Educação Popular em Saúde, Sevalho (2018) enfatiza a importância de uma construção compartilhada de conhecimento. Segundo o autor, esse processo requer uma interação pedagógica e comunicacional entre sujeitos com saberes diversos, criando espaços de cooperação e diálogo. Essa abordagem permite que os profissionais de saúde compreendam as vulnerabilidades presentes na população e identifiquem possibilidades de ação, promovendo um cuidado mais inclusivo e equitativo.

Considerações finais

A compreensão da vulnerabilidade na bioética ainda está em evolução, muitas vezes limitada por abordagens que privilegiam o modelo biomédico, focado exclusivamente na dimensão individual da saúde. Essa visão restrita desconsidera os fatores sociais e estruturais que exercem influência decisiva sobre as condições de vida e saúde das populações.

Os princípios bioéticos oferecem diretrizes essenciais para a proteção e o cuidado de indivíduos em situações de vulnerabilidade. Mais do que guiar ações pontuais, esses princípios têm o potencial de promover autonomia e responder às necessidades específicas daqueles que enfrentam danos ou privações. Ao integrar essas diretrizes às políticas públicas e à prática clínica, é possível avançar em direção a uma sociedade mais equitativa e justa, onde a dignidade e a integridade de todos sejam respeitadas.

Empoderar os indivíduos em suas redes e relações comunitárias (participação social), onde sujeitos ou grupos atuam juntos e acumulam conhecimento e recursos para influenciar mudanças positivas em suas circunstâncias, é um caminho fundamental para ajudar as pessoas a superarem a vulnerabilidade social, capacitando-as a assumir o controle de suas vidas, participar ativamente da tomada de decisões e melhorar seu bem-estar, assim como a serem promotoras de mudanças no âmbito coletivo.

Para além disso, a abordagem da vulnerabilidade social na tomada de decisões em saúde exige a implementação de políticas e intervenções que busquem reduzir as disparidades sociais em saúde. Isto pode incluir programas de assistência social, acesso igualitário a cuidados de saúde e medidas para combater a discriminação. E, aqui, a presença e responsabilidade do Estado se faz necessária, mas também abre espaço para reafirmar a importância da participação de uma sociedade letrada, empoderada e consciente do seu papel no coletivo.

Referências bibliográficas

BEAUCHAMP, Tom L.; CHILDRESS, James F. *Principles of Biomedical Ethics*. 7. ed. Nova Iorque: Oxford University Press, 2013.

BRASIL – Ministério da Saúde, SNAS. *ABC do SUS: doutrinas e princípios*. Brasília, Brasil, 1990.

CRUZ, Márcio; TRINDADE, Etelvino. "Bioética de Intervenção: uma proposta epistemológica e uma necessidade para sociedades com grupos sociais vulneráveis." *Revista Brasileira de Bioética*, 2 (4): 483-500, 2006. Disponível em: https://periodicos.unb.br/index.php/rbb/article/ view/8175.

DIMENSTEIN, Magda; CIRILO NETO, Maurício. "Abordagens conceituais da vulnerabilidade no âmbito da saúde e assistência social." *PePsic*, 15 (1): 1-17, mar. 2020.

DODDS, Susan; MACKENZIE, Catriona; ROGERS, Wendy. "Why bioethics needs a concept of vulnerability?" *International Journal of Feminist Approaches to Bioethics*, 5 (2): 11-38, 2012. Disponível em: https://utpjournals.press/doi/epdf/10.3138/ijfab.5.2.11?role=tab.

______. *Vulnerability: New Essays in Ethics and Feminist Philosophy*. Oxford: Oxford University Press, 2014.

GARRAFA, V.; SOARES, S. P. "O princípio da solidariedade e cooperação na perspectiva bioética." *Bioethikos*, 7 (3): 247-258, 2013. Disponível em: https://saocamilo-sp.br/assets/artigo/bioethikos/105/1809.pdf.

GRACIA, D. "La deliberación moral: el método de la ética clínica." *Medicina Clinica*, 117: 18-23. Disponível em: https://www.elsevier.es/es-revista-neurologia-295-pdf-S0025775301719987.

HOSSNE, W. S. "Dos referenciais da Bioética – a vulnerabilidade." *Bioethikos*, 3 (1): 41-51, 2009. Disponível em: https://www.saocamilo-sp.br/pdf/bioethikos/68/41a51.pdf.

LEVINE, C. *et al.* "The Limitations of 'Vulnerability' as a Protection for Human Research Participants." *The American Journal of Bioethics*, 4 (3): 44-49, 2004. Disponível em: https://doi.org/10.1080/15265160490497083.

LUNA, Florencia. "Identifying and evaluating layers of vulnerability – a way forward." *Developing World Bioethics*, 19: 86-95, 2019. Disponível em: https://pubmed.ncbi.nlm.nih.gov/30058768/.

NATIONAL Commission for the Protection of Human Subjects of Biomedical and Behavioral Research – NCPHSBBR (Department of Health, Education and Welfare). *The Belmont Report*. Washington: DHEW, abr. 1978. Disponível em: https://videocast.nih.gov/pdf/ohrp_belmont_report.pdf.

NEVES, M. "Sentidos da vulnerabilidade: característica, condição, princípio." *Revista Brasileira de Bioética*, 2 (2): 157-172, 2006. Disponível em: https://periodicos.unb.br/index.php/rbb/article/view/7966.

ORGANIZAÇÃO das Nações Unidas para a Educação, a Ciência e a Cultura. *Declaração universal sobre bioética e direitos humanos*. Lisboa: UNESCO, 2005. Disponível em: https://unesdoc.unesco.org/ark:/48223/pf0000146180_por.

PELLUCHON, Corine. *Por uma Ética da Vulnerabilidade*. Trad. Felipe Rodolfo de Carvalho. Porto Alegre: Editora Fi, 2021.

PESSINI, Leo. "Elementos para uma bioética global: solidariedade, vulnerabilidade e precaução." *Thaumazein*, 10 (19): 75-85, mai. 2017. Disponível em: https://periodicos.ufn.edu.br/index.php/thaumazein/article/view/1983.

PIZARRO, Roberto. *La vulnerabilidad social y sus desafíos: una mirada desde América Latina*. Santiago do Chile: CEPAL, 2001.

RENDTORFF, Jacob Dahl. "Basic ethical principles in European bioethics and biolaw: Autonomy, dignity, integrity and vulnerability – Towards a foundation of bioethics and biolaw." *Medicine, Health Care and Philosophy*, 5 (3): 235-244, 2002.

SCHRAMM, F. R. "Bioética da proteção: ferramenta válida para enfrentar problemas morais na era da globalização." *Revista Bioética*, 16 (1): 11-23, abr. 2009. Disponível em: https://revistabioetica.cfm.org.br/index.php/revista_bioetica/article/view/52.

______. "Proteger os vulnerados e não intervir aonde não se deve." *Revista Brasileira de Bioética*, 3 (3): 377-389, 2007. Disponível em: https://periodicos.unb.br/index.php/rbb/article/view/7952.

SCOTT, Juliano Beck *et al.* "O conceito de vulnerabilidade social no âmbito da psicologia no Brasil: uma revisão sistemática da literatura." *Psicologia em revista*, 24 (2): 600-615, ago. 2018. Disponível em: https://pepsic.bvsalud.org/scielo.php?script=sci_arttext&pid=S1677-11682018000200013.

SERODIO, A. "Revisitando o Principialismo: aplicações e insuficiências na abordagem dos problemas bioéticos nacionais." *Revista Brasileira de Bioética*, 4 (1-2): 69-79, 2008. Disponível em: https://pubmed.ncbi.nlm.nih.gov/26160601/.

SEVALHO, Gil. "O conceito de vulnerabilidade e a educação em saúde fundamentada em Paulo Freire." *Interface Comunicação, Saúde, Educação*, 22: 177-188, 2018. Disponível em: https://www.scielo.br/j/icse/a/CCnBTxySpYqFqS93W5RN3Sv/abstract/?lang=pt.

TEN HAVE, Henk. "Respect for Human Vulnerability: The Emergence of a New Principle in Bioethics." *Journal of Bioethical Inquiry*, 12: 395-408, 2015. Disponível em: https://doi.org/10.1007/s11673-015-9641-9.

TERRÓN, José María Muñóz. "Vulnerable Dignity, Dignified Vulnerability: Intertwining of Ethical Principles in End-of-Life Care." *International Journal of Environmental Research and Public Health*, 18 (2): 482, 2021. Disponível em: https://www.mdpi.com/1660-4601/18/2/482.

UNIÃO Europeia. *Declaración de Barcelona y Asociación Euromediterránea*. Barcelona: EU, 1998. Disponível em: https://eur-lex.europa.eu/ES/legal-content/summary/barcelona-declaration-and-euro-mediterranean-partnership.html.

WOLF, M. S. *et al.* "Literacy and learning in health care." *Pediatrics*, 124: 275-281, mar. 2009. Disponível em: https://publications.aap.org/pediatrics/article-abstract/124/Supplement_3/S275/81273/Literacy-and-Learning-in-Health-Care?redirectedFrom=fulltext?autologincheck=redirected.

Saúde indígena: aspectos políticos, socioculturais e bioéticos a partir de relatos da experiência na Missão Yanomami

Letícia Massaud Ribeiro

> *Eu aprendi o português, a língua do opressor*
> *Pra te provar que meu penar também é sua dor.*
>
> "Hutukara", Samba-Enredo 2024 do G.R.E.S. Acadêmicos do Salgueiro (RJ).

Breve histórico da política de saúde indígena no Brasil

A política de saúde indígena no Brasil teve início na década de 1960, com a criação da Fundação Nacional dos Povos Indígenas (FUNAI), que substituiu o Serviço de Proteção aos Índios na função de coordenar as ações de assistência de saúde aos povos indígenas. A FUNAI tinha como objetivo principal a integração dos indígenas à sociedade nacional, mas não considerava a diversidade cultural e as especificidades das diversas etnias. Tal posicionamento, aliado à falta de suporte técnico e financeiro para o desenvolvimento de políticas efetivas, gerou conflitos, violações de direitos e impactos negativos na saúde dessas populações.

A partir da década de 1980, com o processo de redemocratização do país e o surgimento dos movimentos sociais indígenas, que reivindicavam mudanças na política indigenista, houve uma mudança de paradigma na relação do Estado com os povos originários. A Constituição Federal de 1988, ao incorporar a perspectiva dos direitos humanos, focada na promoção do bem-estar de todas as pessoas, sem preconceitos de origem, raça, sexo, cor, idade e quaisquer outras formas de discriminação ou exclusão, reconheceu os direitos dos povos originários à organização social e às suas terras, a políticas sociais diferenciadas e adequadas às suas especificidades culturais, à autorrepresentação jurídico-política e à preservação de suas línguas, culturas e crenças, bem como o direito à saúde, à educação e à assistência social.

Em 1990, com a criação do Sistema Único de Saúde (SUS), o direito à saúde passou a ser universal, o que configurou o SUS também como uma política de proteção social e instrumento de promoção da justiça social e equidade racial. Entretanto, na forma como foi concebido, o SUS não tinha como prioridade a atenção aos povos originários, pois até então a atribuição da coordenação de políticas públicas e de prestação de cuidados à saúde desses grupos ainda estava sob a responsabilidade da FUNAI. Além disso, o SUS dava prioridade para o desenvolvimento de ações de saúde voltadas para as áreas urbanas, o que não favorecia a atenção aos povos indígenas vivendo em aldeias. Foi só no final da década de 1990 que a população indígena passou a ser incluída nas políticas de saúde do SUS, por meio da criação do subsistema de saúde indígena, que passou a ser responsável pela elaboração e execução de políticas públicas de atenção à saúde indígena, tendo como princípio o respeito aos seus modos de vida e suas práticas tradicionais de saúde.

Mesmo assim, ainda hoje a atenção à saúde indígena enfrenta conflitos e contradições, como, por exemplo, a municipalização dos serviços de saúde. O movimento social indígena é unânime em defender que a política indigenista deve ser executada pelo governo federal, uma vez que o preconceito, o racismo e a hostilidade contra indígenas costumam se expressar de forma mais aguda nos territórios municipais, onde tensões e disputas entre indígenas e não indígenas eclodem de forma aberta e cotidiana, principalmente quando movidas por interesses econômicos e disputas de território. Portanto, a descentralização da gestão e das políticas de saúde, enquanto um dos princípios organizativos do SUS, ao pressupor uma forma de organização que respeita dinâmicas e autonomias locais, configura-se de certa forma como uma contradição que dificulta a plena realização das políticas de proteção aos povos originários.

O debate atual sobre a necessidade de reparação de injustiças históricas pode se aplicar à política de saúde indígena. A saúde, considerada uma ciência biomédica, em nossa sociedade baseada nos preceitos capitalistas neoliberais, desconsidera os contextos sociais de produção de doença, assim como os saberes e fazeres tradicionais aplicados na sua recuperação. Dessa maneira, faz-se necessário estabelecer princípios ético-políticos, garantias legais e ações que minimizem as desigualdades no acesso à saúde, entre outras necessidades básicas comuns a todas as populações.

A saúde enquanto um direito humano

Direitos humanos são direitos fundamentais que devem ser garantidos a qualquer pessoa ou população, sem qualquer tipo de distinção. Não podem ser submetidos a julgamentos morais ou a uma hierarquia de normas. São direitos garantidos internacionalmente pela Organização das Nações Unidas e, no âmbito da saúde, pela Organização Mundial de Saúde, e estão legalmente protegidos em todo o território nacional através da Constituição Federal. Não constituem uma concessão da sociedade ou de agentes públicos. Portanto, o tratamento diferenciado às minorias étnicas pelo poder público representa um direito e não uma ação caritativa.

Longe de serem determinadas apenas por condições biológicas, as condições de saúde de uma população sofrem influências de fatores ambientais, culturais e sociais, além de seu contexto político e econômico. Assim fica claro por que não só o direito à saúde, mas também a garantia de todos os tipos de direitos humanos devem ser defendidos para uma boa saúde de qualquer população. Direitos humanos em toda a sua abrangência, incluindo, além da saúde, os direitos à liberdade, igualdade, moradia, educação e intimidade, por exemplo. Portanto, a garantia de uma assistência à saúde de qualidade não passa apenas pela oferta de bons serviços de saúde, mas talvez até mais significativamente por investimentos consistentes em educação, trabalho, emprego e renda, saneamento, habitação e bem-estar, objetivando principalmente minimizar as desigualdades entre privilegiados e desfavorecidos.

A Emergência Yanomami

Em janeiro de 2023, diante da necessidade de combate à desassistência sanitária dos povos que vivem no território Yanomami, o Ministério da Saúde (MS) declarou Emergência em Saúde Pública de Importância Nacional e instalou o Centro de Operações de Emergências em Saúde Pública (COE Yanomami) como mecanismo nacional da gestão coordenada da resposta à emergência. O COE, sob responsabilidade da Secretaria de Saúde Indígena (SESAI), tem por atribuição coordenar as medidas a serem empregadas durante o estado de emergência, incluindo a mobilização de recursos para o restabelecimento dos serviços de saúde e a articulação com os gestores estaduais e municipais do SUS. Foi a primeira vez que o Estado brasileiro decretou uma emergência sanitária em território indígena, e também a primeira vez que a medida veio em resposta à desassistência e desestruturação da própria ação estatal. Tal medida configurou-se após a realização de uma missão exploratória no território pelo MS, que constatou um número significativo de crianças e idosos em estado grave de saúde, com desnutrição grave, além de muitos casos de malária, infecção respiratória aguda (IRA) e outros agravos, resultado de fragilidades na rede de assistência, como dificuldade de acesso à mesma, estrutura precária dos polos de atendimento e déficit de recursos humanos.

Diversas outras entidades de variados setores colaboram com o COE, como os Ministérios dos Povos Indígenas, do Desenvolvimento e Assistência Social, Família e Combate à Fome, da Defesa, da Justiça e Segurança Pública, a FUNAI, a Organização Pan-Americana da Saúde, além da sociedade civil, representada através de inúmeras organizações não governamentais. Profissionais foram contratados emergencialmente para suprir o déficit de recursos humanos e voluntários da Força Nacional do SUS também foram mobilizados para o local.

A Fundação Oswaldo Cruz (FIOCRUZ), vinculada ao Ministério da Saúde, também integra o COE e criou uma Sala de Situação interna para articular ações de apoio ao MS e à SESAI diante da emergência sanitária Yanomami. Uma das ações implementadas pelo COE foi a criação de um Centro de Referência em Saúde no polo base de Surucucu, Roraima, após mapeamento das áreas mais críticas observadas nas diligências realizadas. A FIOCRUZ deu apoio à operação, enviando funcionários do Instituto Nacional da Saúde da Mulher, da Criança e do Adolescente Fernandes Figueira (IFF) para oferecer atenção e acolhimento aos problemas deflagrados pela emergência sanitária dos Yanomami, com foco na saúde pediátrica. Tal experiência foi relatada pelos profissionais envolvidos, gerando questionamentos e discussões, pretendendo-se abordá-los neste capítulo e, apesar da complexidade do assunto e da profundidade das questões envolvidas, discutir de forma acessível, sem a pretensão de esgotá-los.

Relato de experiência do apoio à emergência Yanomami

As principais dificuldades encontradas pelos profissionais no atendimento à população indígena no polo base de Surucucu foram a barreira linguística, a identificação dos pacientes, o livre acesso pelos indígenas às áreas do Centro de Referência em Saúde, dificultando sua organização pelos profissionais, a elevada taxa de evasão hospitalar e a precariedade das condições alimentares dos pacientes previamente à internação no Centro. Ficou claro para os profissionais que o enfraquecimento da atenção primária, com a precarização de ações como imunização e puericultura, potencializou a morbimortalidade pediátrica. Evidenciaram-se também desafios de articulação entre a atenção primária e a terciária, que envolve tanto os profissionais quanto a infraestrutura necessária.

A **barreira linguística** é amenizada no atendimento aos indígenas com a participação de intérpretes e a mediação pelas lideranças indígenas locais. Muitos indígenas falam português, porém como segunda língua. Mais do que simplesmente traduzir, faz-se necessária uma interpretação cultural do diálogo estabelecido entre profissionais de saúde e indígenas. Muito relevante também é o papel dos agentes indígenas de saúde.

A **identificação do paciente**, tão primordial na medicina ocidental, é um grande desafio na assistência à saúde indígena. Alguns indígenas não têm sequer registro civil, pois a atribuição de um nome não tem o mesmo sentido que para os não indígenas. Na referência a crianças, o uso de um nome é uma questão especialmente mais delicada, principalmente quando estão doentes, devido à possibilidade da morte, pois falar o nome de alguém que morreu é um grande problema na cultura yanomami. Geralmente são referidas como "filho(a) de fulana". Também é preciso estimar a idade das crianças, pois os pais não costumam ter esse dado segundo nossas medidas de tempo. Os acontecimentos são medidos em noites e luas. Assim, pode-se depreender que a falta de um nome civil e de data de nascimento não decorre de simples carência a acesso ao serviço de registro civil, mas de diferenças culturais nos valores sociais. Reforça essa ideia o fato de que mesmo os indígenas que têm nome em português não gostam de falar o próprio nome para a equipe de saúde.

Contribui para o desafio da identificação civil a dificuldade de registro fotográfico. Na cultura Yanomami, fotografar uma pessoa significa "roubar" sua alma. As fotos de indígenas adoecidos em situação de extrema desnutrição que percorreram o mundo no final de janeiro de 2023 poderiam configurar um desrespeito aos padrões culturais desse povo. No entanto, de maneira geral os yanomamis entendem a necessidade da divulgação das imagens como última alternativa a um pedido de ajuda de cunho humanitário.

A internação hospitalar é uma experiência intimidadora para os indígenas por diversos motivos. Pesam o receio do ambiente e de pessoas desconhecidas, as dificuldades e os custos nos deslocamentos e alojamento, as inadequações culturais dos serviços e a dificuldade de comunicação relacionada à pouca fluência no idioma nacional. A elevada taxa de **evasão hospitalar** é, portanto, um problema complexo. Envolve o afastamento do território, que é muito valioso para os indígenas. Ir para o ambiente hospitalar e consequentemente perder o contato com a comunidade pode ser visto como uma violência. Vivenciar em coletividade o luto pela morte de outros indígenas também é algo importante de se realizar no território ao lado do corpo, o que evidentemente não é plenamente possível nos hospitais, localizados muito distante das aldeias.

De um ponto de vista mais abrangente, muitos dos entraves enfrentados pelos profissionais se relacionam com a dificuldade de se estabelecer vínculo e relação de confiança com a população Yanomami. E a dificuldade de se estabelecer relações é esperada em um contexto com tantas diferenças socioculturais entre os dois grupos de indivíduos, profissionais de saúde e indígenas, especialmente quando os profissionais de saúde não receberam treinamento prévio adequado para o trabalho no território indígena. A formação corrente em Saúde, que tradicionalmente segue o modelo biomédico, apenas nas décadas mais recentes incorporou aspectos psicossociais à atenção em Saúde. Mesmo assim, poucos ainda são os profissionais com conhecimento e experiência sobre as especificidades da população indígena. Dessa forma, muitas ações em favor da população acometida, embora bem-intencionadas, sofrem críticas de especialistas, pois o contato com a população indígena não deve ser súbito e invasivo, mas sim precisa ser construído com a participação da comunidade para que se possa verdadeiramente compreender suas necessidades e oferecer ajuda realmente útil, respeitando seus valores e sua cultura. A elaboração de diretrizes e estratégias de atuação profissional que compreendam as especificidades étnicas e culturais de cada povo, assim como a formação de profissionais com capacidade para identificar e diferenciar práticas culturais de possíveis práticas de violência, contribuindo para evitar interferências estatais arbitrárias e estigmatização social, são pontos fundamentais para a oferta de uma atenção culturalmente sensível aos indígenas.

Considerações bioéticas

No Brasil, durante séculos, agentes colonizatórios – como as instituições de saúde – desenvolveram o projeto de "civilizar" os indígenas. Entendiam que povos nativos deveriam ser protegidos de si mesmos adotando os valores, costumes e *habitus* da cultura ocidental. Foram desconsiderados como sujeitos morais, com valores e conhecimentos próprios e capazes de tomar decisões. Considerava-se muitas vezes, embora nem sempre explicitamente, que havia algum tipo de hierarquia entre culturas: os indígenas eram vistos como um povo "atrasado" e sua cultura de alguma forma estaria em posição inferior à cultura ocidental hegemônica. A própria condição jurídica dos povos indígenas no começo do século XX era regulada pela figura da tutela, o que os caracterizava como seres incapazes de compreender seus direitos e isentos de responsabilidades legais. Essa vem a ser a visão vigente em um Estado uniétnico, onde as condições de assimetria e desigualdade entre sujeitos comprometem o diálogo efetivamente democrático.

Com a promulgação da Constituição de 1988, valores como autonomia, dignidade da pessoa humana e garantia das liberdades individuais passaram a ser assegurados para toda a população, sem distinção de raça, cor, etnia, credo ou sexo. No entanto, a incorporação dessa perspectiva ao ordenamento jurídico por si só não garante na prática uma assistência prudente, cuidadosa e respeitável a essas populações, uma vez que os profissionais que oferecem o cuidado e os indígenas possuem visões e prioridades muito diferentes em relação ao cuidado em saúde.

Quando recorrem aos serviços de saúde, indígenas são solicitados a tomar decisões com base em valores biomédicos. Porém, a perspectiva indígena tanto do processo de adoecimento quanto do tratamento difere bastante da dos profissionais de saúde. Os indígenas possuem um sistema de saberes míticos que explica a ocorrência de doenças; têm um compromisso maior com a qualidade de vida do que com a busca da cura; valorizam muito a possibilidade de receber cuidado proporcionado por indígenas, a espiritualidade e o envolvimento da família e da comunidade.

Entre os profissionais de saúde, entretanto, ainda é muito presente a perspectiva paternalista de priorizar o restabelecimento da saúde e prolongar a vida, muitas vezes mesmo sem a aprovação do doente e inclusive eventualmente contra sua vontade. Tendem a considerar o saber técnico como o único critério válido para garantir o melhor interesse do paciente, subordinando-o ao conhecimento médico.

Partindo-se do princípio de que não existe uma ética universal, pelo menos não em relação ao seu conteúdo, Engelhardt, filósofo estadunidense, buscou focar no procedimento mais adequado para conciliar pacificamente visões de mundo diferentes. Uma sociedade pluralista é aquela que pretende reconhecer e aceitar a diversidade, cultivando o multiculturalismo, ou seja, disposta a dar espaço a perspectivas morais diversas, de forma que os sujeitos se sintam livres para expressar seus pontos de vista sem medo de serem reprimidos ou censurados. É esperado que em um Estado multiétnico surjam conflitos decorrentes das diversas visões coexistentes. Engelhardt denominou "estranhos morais" aqueles que não compartilham valores, regras ou autoridades morais. Para resolver as controvérsias, os amigos morais podem recorrer ao argumento moral ou a uma autoridade reconhecida, mas os estranhos morais não: teriam que resolver por meio de um acordo comum.

Os estranhos morais não possuem qualquer conexão social. Não compartilham premissas, pressupostos ou valores morais. Compartilham, entretanto, o interesse em seguir suas vidas de acordo com seus interesses pessoais e suas preferências. Esta forma de se obter autoridade moral através da concordância dos sujeitos, mesmo quando eles têm pontos de vista divergentes, é o que Engelhardt denominou "princípio da autoridade moral". Na impossibilidade de se estabelecer uma moral canônica através da razão, a autoridade moral emana dos próprios sujeitos e possibilita a resolução pacífica de conflitos, mesmo não havendo compartilhamento de uma moralidade essencial. Assim, o foco deixa de ser buscar estabelecer o conteúdo de uma ética universal, o que seria impossível. Em vez disso, o foco é fomentar as condições para possibilitar uma ética que permita a coexistência de perspectivas morais diferentes, resolvendo os conflitos de forma não violenta.

Considerando que as decisões éticas entre indígenas tendem a ser situacionais e altamente dependentes de valores como a coletividade e do contexto familiar e comunitário, podemos definir a ética indígena como um processo relacional, o que significa dizer que a tomada de decisão para os indígenas é fortemente baseada na qualidade da relação que eles estabelecem com os profissionais de saúde, valorizando a confiança, a amizade e a empatia, o que se aproxima muito da "**ética** do cuidado", descrita por Carol Gilligan, psicóloga estadunidense. Em contraponto à "ética da justiça", que utiliza no âmbito público uma abordagem principialista abstrata na consideração dos direitos individuais como elemento primário e que reforça o papel da razão, Gilligan elaborou o conceito de uma corrente ética que utiliza uma abordagem contextual, baseada em conexões humanas. Essa abordagem tem aplicação no âmbito privado e lida com relacionamentos comunitários, destacando o papel das emoções. Seus elementos-chave são: a consciência da conexão entre as pessoas, ensejando o reconhecimento da responsabilidade de uns pelos outros; o entendimento de moralidade como consequência da consideração deste relacionamento; e a convicção de que a comunicação é o modo de solucionar conflitos. Dessa forma, o agente moral é compreendido a partir de sua inserção em seu contexto social particular, suas relações e narrativas pessoais, o que permite um respeito mais genuíno à sua autonomia e à existência humana em sua integralidade.

Sob o ponto de vista da coletividade, Schramm e Kottow destacaram as limitações da bioética principialista clássica, fortemente embasada no conceito de autonomia, para a construção de respostas adequadas aos conflitos bioéticos relacionados à saúde pública, que envolve questões relacionadas à promoção de saúde, à prevenção de doenças e à qualidade do ambiente. Desenvolveram, então, o conceito de "bioética da proteção", uma corrente teórico-prática que incorpora a perspectiva de proteger indivíduos e populações chamadas vulneradas, ou seja, aqueles que possuem incapacidades que não lhes possibilitam autodeterminar-se plenamente e resolver o desamparo por si mesmos, necessitando de proteção dos agentes públicos para enfrentar as adversidades e desempenhar suas potencialidades para uma vida com qualidade e dignidade. Dada a significativa assimetria nas relações entre indígenas e profissionais de saúde, é comum que os últimos recorram ao paternalismo médico para a tomada de decisões, sob a justificativa de defenderem o melhor interesse do paciente, transferindo a decisão para o indivíduo supostamente mais capacitado para tal – o profissional. Ao contrário de se assumir uma postura autoritária ou paternalista, a análise cuidadosa, racional e imparcial proposta pelos autores, incluindo a competência de decisão do indivíduo ou população, pretende proteger os vulnerados até que eles possam idealmente emancipar-se e lutar em condições de igualdade pela defesa de seus interesses.

Considerações finais

Várias são as correntes bioéticas aplicáveis às questões que emergem das particularidades inerentes aos cuidados de saúde dos indígenas proporcionados e planejados por não indígenas, a nível tanto individual quanto coletivo. A emergência Yanomami não pode ser vista e tratada sob o aspecto do adoecimento, apenas como algo de caráter individual e corporal. O processo de adoecimento dessa população envolve pressões e ameaças das mais variadas, motivadas por interesses territoriais e financeiros, passando pela grande devastação do meio ambiente. Envolve, portanto, a coletividade de uma população, que, para além do adoecimento do corpo, vê o seu habitat adoecido.

Agradecimentos

Aos colegas da turma do V Curso de Deliberação Moral e Mediação de Conflitos em Bioética Clínica, e, em especial, aos professores Cadu e Pedro e ao coordenador Prof. Josimário.

Aos colegas do IFF/FIOCRUZ que foram voluntários na missão Yanomami e trouxeram relatos preciosos dessa experiência.

À amiga Roberta Salles de Oliveira Martins, pela revisão crítica do manuscrito.

Ao colega Mario José Ventura Marques, pela leitura atenta e análise minuciosa do manuscrito.

Referências bibliográficas

ASSOCIAÇÃO Brasileira de Saúde Coletiva. "Emergência Yanomami: para nunca esquecer." Abrasco, 2023. Disponível em: https://abrasco.org.br/emergencia-yanomami-para-nunca-esquecer/.

BRASIL – Ministério da Saúde. "Ministério da Saúde declara emergência em saúde pública em território Yanomami." *Gov.br*, 21 jan. 2023. Disponível em: https://www.gov.br/saude/pt-br/assuntos/noticias/2023/janeiro/ministerio-da-saude-declara-emergencia-em-saude-publica-em-territorio-yanomami.

______. "Relatório Missão Yanomami." *Gov.br*, 7 fev. 2023. Disponível em: file:///C:/Users/danie/Downloads/RelatorioYanomamiversao_FINAL_07_02.pdf.

BRASIL – Ministério da Saúde. "Briefing antropológico para os voluntários da Força Nacional do SUS no contexto de emergência em saúde pública por desassistência sanitária das populações Yanomami e Ye'kwana." *Gov. br*, 6 fev. 2023. Disponível em: https://www.gov.br/saude/pt-br/assuntos/noticias/2023/fevereiro/forca-nacional-do-sus-recebe-treinamento-para-atender-yanomamis.

FUNDAÇÃO Oswaldo Cruz. "Fiocruz cria Sala de Situação para Terra Indígena Yanomami." FIOCRUZ, 23 jan. 2023. Disponível em: https://fiocruz.br/noticia/2023/01/fiocruz-cria-sala-de-situacao-para-terra-indigena-yanomami

HONORATO, M. M. *et al.* "Princípio bioético da autonomia na atenção à saúde indígena." *Revista Bioética*, 30 (2): 373-381, 2022.

LOPES, F. "De Volta aos Primórdios: em defesa do SUS como uma política antirracista." *Boletim de Análise Político-Institucional*, 26: 9-19, 2021.

MADRID, R. "A bioética de Tristram Engelhardt: entre a contradição e a pós-modernidade." *Revista Bioética*, 22 (3): 441-447, 2014.

MELO, A. V. *et al.* "Bioética e interculturalidade na atenção à saúde indígena." *Revista Bioética*, 29 (3): 487-498, 2021.

OLIVEIRA, A. C. "Violência sexual, infância e povos indígenas: ressignificação intercultural das políticas de proteção no contexto das indígenas crianças." *Revista Latinoamericana de Ciencias Sociales, Niñez y Juventud*, 14 (2): 1177-1190, 2016.

PONTES, A. L.; GARNELO, L.; REGO, S. "Reflexões sobre questões morais na relação de indígenas com os serviços de saúde." *Revista Bioética*, 22 (2): 337-346, 2014.

POSSAMAI, V. R.; SIQUEIRA-BATISTA, R. "Bioética da proteção de Schramm e Kottow: princípios, alcances e conversações." *Revista Bioética*, 30 (1): 10-18, 2022.

REGO, S.; PALÁCIOS, M.; SIQUEIRA-BATISTA, R. *Bioética para profissionais da saúde*. 22. ed. Rio de Janeiro: Editora Fiocruz, 2009.

RIOS, F.; SANTOS, M. A.; RATTS, A. *Dicionário das relações étnico-raciais contemporâneas*. 1. ed. São Paulo: Perspectiva, 2023.

SANTOS, D. T. G. "A Bioética como mecanismo de proteção dos conhecimentos tradicionais dos povos indígenas e de afirmação dos direitos humanos." *Direito em Debate*, 42: 3-26, 2014.

SOBREIRO, T. L. *et al.* "Aprendizados e ensinamentos frente à emergência da saúde Yanomami." In: *Anais do 9º Congresso Brasileiro de Ciências Sociais e Humanas em Saúde*. Recife, 2023. Disponível em: https://proceedings.science/cshs-2023/trabalhos/aprendizados-e-ensinamentos-frente-a-emergencia-da-saude-yanomami?lang=pt-br.

ZOBOLI, E. L. C. P. "A redescoberta da ética do cuidado: o foco e a ênfase nas relações." *Revista da Escola de Enfermagem da USP*, 38 (1): 21-27, 2004.

Navegando na complexidade da comunicação efetiva

Gabriela Pastana Goes

> *Palavras são janelas ou paredes.*
>
> Marshall B. Rosenberg (*Comunicação não-violenta: técnicas para aprimorar relacionamentos pessoais e profissionais*, 2006).

Introdução

A comunicação é uma das habilidades mais fundamentais para a vida humana. Desde os primórdios da nossa existência, temos buscado maneiras de transmitir informações, ideias e emoções uns aos outros. No entanto, a natureza dinâmica e multifacetada da comunicação torna sua compreensão e prática um desafio constante, especialmente num mundo em frequente evolução, em que a tecnologia, a globalização e os eventos disruptivos, como a pandemia global recente, moldam e transformam o cenário comunicativo.

Nos últimos anos, temos testemunhado uma mudança significativa na forma como nos comunicamos. A pandemia de Covid-19 forçou a adoção generalizada de formas de comunicação não presenciais, como videochamadas, mensagens instantâneas e redes sociais, enquanto limitava nosso contato físico. Essa transição abrupta destacou tanto os benefícios quanto os desafios da comunicação virtual, ressaltando a importância de adaptar e aprimorar nossas habilidades comunicativas para este novo cenário (Forte *et al.*, 2023).

Nesse contexto, o estudo da comunicação efetiva ganha uma relevância ainda maior – para que possamos entender que esse tipo de comunicação não se resume apenas à transmissão de informações, mas também abrange uma série de elementos interligados, como empatia, compreensão mútua, respeito e influência. Surgiram diversas pesquisas nesse campo, das quais posso destacar as de Daniel Neves, que criou um guia cirúrgico de como realizar conversas difíceis criando uma conexão efetiva, e de Marshall Rosenberg, que estudou sobre comunicação não-violenta, ambos estudos necessários para realizarmos uma comunicação efetiva.

Um dos conceitos-chave desenvolvidos por Marshall Rosenberg (2006) é o de Comunicação Não-Violenta (CNV). A CNV oferece um modelo prático e empático para expressarmos nossas necessidades e emoções de forma clara e respeitosa, ao mesmo tempo que promovemos a compreensão e a colaboração entre as partes envolvidas.

Além disso, avanços na neurobiologia da comunicação – como os estudos conduzidos por Daniel Fortes, entre os quais são citados aqui seus artigos com colaboradores "The Hierarchy of Communication Needs: A Novel Communication Strategy for High Mistrust Settings Developed in a Brazilian COVID-ICU" (2024) e "A Bioethical Framework to Guide the Decision-Making Process in the Care of Seriously Ill Patients" (2018) – têm lançado luz sobre os mecanismos cerebrais subjacentes à interação humana, destacando a importância da conexão emocional e da empatia na construção de relacionamentos, bem como na facilitação do entendimento mútuo.

À medida que exploramos mais a fundo a natureza complexa da comunicação, nos deparamos com conceitos igualmente complexos, como valores, julgamentos de valor e escuta ativa. Esses conceitos fornecem uma estrutura para entendermos como nossas crenças, valores e experiências influenciam nossa percepção e interpretação da realidade, e como podemos cultivar uma comunicação mais inclusiva e respeitosa, baseada na aceitação e na compreensão das diferenças individuais.

A interseção entre liberdade, moralidade e comunicação é um terreno fértil para a reflexão sobre a natureza complexa das interações humanas. A liberdade de expressão é um princípio fundamental que sustenta a democracia e o pluralismo, permitindo que indivíduos compartilhem suas ideias, crenças e perspectivas sem medo de repressão ou censura.

No entanto, essa liberdade é frequentemente acompanhada pela responsabilidade moral de considerar o impacto de nossas palavras e ações sobre os outros. A comunicação ética requer não apenas a expressão franca de nossas opiniões, ou a consideração empática dos valores e sentimentos daqueles com quem nos comunicamos (BMC Medical Ethics). Nesse sentido, a liberdade de comunicação é não apenas um direito individual como também uma oportunidade para promover o diálogo construtivo, a compreensão mútua e o avanço moral da sociedade. A habilidade de comunicar de forma ética e respeitosa, mesmo em meio a divergências de opinião, é essencial para construir uma cultura de tolerância, inclusão e progresso social (Jagosh *et al.*).

Neste capítulo, vamos mergulhar mais profundamente nesses temas, explorando suas raízes teóricas, suas aplicações práticas e seu impacto nas interações cotidianas. Nosso objetivo é oferecer uma visão abrangente e baseada em evidências da comunicação efetiva, fornecendo aos leitores as ferramentas e os *insights* necessários para se tornarem comunicadores mais conscientes, empáticos e influentes em suas vidas pessoais e profissionais.

Desenvolvimento

Por longos anos, o ato de se comunicar nos trouxe a habilidade, como seres humanos, de nos tornarmos sociedade, e as palavras e os gestos têm capacidade de nos inspirar ou até mesmo de nos destruir (Rosenberg). Trazer à tona traumas, trazer à tona medos. Na bioética, digo que é uma das bases entender como uma boa comunicação pode ser desenvolvida para de fato entender qual é o cenário real com que estamos lidando.

Tendo isso em vista para deliberarmos, precisamos ter todos os fatos, entender o cenário por completo, livre de julgamentos. E existe uma construção de conceitos em que inferimos que o outro na nossa frente precisa entender absolutamente tudo que impomos a ele, porque por muito tempo profissionais de saúde têm essa construção de conhecimento científico como a única que impera e a que está acima do conhecimento sobre quem é o ser humano: sobre a complexidade do Ser (Mertz, Prince e Pietschmann, 2023).

Por meio disso, cria-se o termo "comunicação afetiva e efetiva", que nada mais é do que aprender a ouvir, a silenciar toda a necessidade de transmitir nosso conhecimento científico para podermos entender quem é aquele familiar, aquela pessoa que está na nossa frente, como devemos nos comunicar ou até mesmo ouvir desabafos. Assim, vamos entendendo o cenário.

Termos como "efetividade" nos remetem a palavras assertivas e mais duras, enquanto "afetividade" remete quase que a palavras maternais e complacentes. São termos controversos dentro de uma única expressão. Porém, silenciar e contemplar frases no nosso mundo atual de diversos estímulos tem sido um desafio e tanto. A sensação de desespero de um familiar, refletida em hiperreatividade, quase que nos engatilha a rebater tal reflexo.

Ao silenciarmos e entendermos o cenário dessa hiperreatividade, ouvimos e traduzimos como: medo da finitude, revolta contra alguma situação inadequada. A nossa missão para a comunicação afetiva e efetiva é justamente ouvir e traduzir o que vem por trás da comunicação do outro naquele momento.

Ao começarmos a ouvir, praticamos a compassividade, que não é somente colocar-se no lugar do outro, mas sim também entender o lugar onde o outro está, despir-se de si mesmo para estar à disposição do entendimento daquele cenário e ajudar de maneira afetiva.

O ato de ouvir é muito mais do que o processo fisiológico de processar sons. Hunsaker e Alessandra (2008) dividem 4 categorias de ouvintes:

não-ouvinte, ouvinte marginal, ouvinte avaliativo e ouvinte ativo. O ouvinte ativo é a mais elevada dessas categorias, visto que o mesmo precisa ouvir a intenção e o sentimento de quem está falando. O ouvinte pode demonstrar seu interesse realizando perguntas sobre a conversa, esmiuçando mais aquele cenário, a linguagem não verbal presente, e transparecendo para a outra pessoa a sua presença por completo e o seu total interesse naquele assunto (Jahromi *et al.*).

Desenvolver o ato de ouvir requer despir-se de si mesmo, e digo isso porque temos nossos valores, nossa construção de quem somos, nossos próprios julgamentos. Quando um familiar, numa situação real complexa, vem até nós, nosso primeiro reflexo é realizar o julgamento de valor. Iniciamos um julgamento das pessoas por meio da nossa ótica, e se aquilo que o outro nos entregar não estiver conforme nossos valores, tendemos a dicotomizar em certo e errado (Mertz, Prince e Pietschmann, 2023).

Produzimos, assim, uma comunicação ineficaz, com julgamentos de "aquela família é difícil", "aquele paciente é viciado" ou "aquela família é preguiçosa", tornando a comunicação impessoal, apenas com frases clichês e sem atenção. O poder desse julgamento de valor de invalidar o sentimento da outra pessoa é capaz de despertar ressentimento, baixa autoestima e medo, transformando-se em uma bola de neve de ressentimentos.

Quando estamos frente a uma situação complexa, deliberamos para entender o que está por trás dessa bola de neve, tentamos descobrir os porquês, nos despindo de nós mesmos, exercendo a compassividade de fato. A partir daí, podemos dizer que a comunicação efetiva e afetiva é quase a pedra angular da deliberação. Quando estamos deliberando, renunciamos os nossos julgamentos e conseguimos visualizar todos os lados possíveis, necessitando de todo o conhecimento, de todos os fatos. Exercitamos, assim, os porquês, o como, quando e onde. E isso antes de apontar dedos (Epstein e Beach, 2023).

Em uma situação complexa, podemos utilizar o método de Diego Gracia (2001): primeiro nos comunicamos de maneira a exercitar todos os aspectos e esgotar toda a situação, de modo que possamos exercer a comunicação efetiva, visto que temos todos os fatos em mãos e podemos entender e sermos compassivos com aquela situação. Nisso, o julgamento de valor se distancia cada vez mais, antes do ímpeto de dicotomizar uma situação, resumindo-a em "entubo ou não entubo, dialiso ou não, retiro a guarda da família ou não?", dentre tantas outras situações que à primeira vista aparentam ser dicotômicas.

Mas, ao se investigar a raiz de perguntas como "Por que não entubar? Como se chegou a este fato? Se entubarmos o paciente, o que pode acontecer?", ampliamos nosso leque e conseguimos ser efetivos e afetivos em nossa comunicação. Assim, evitamos nos revoltar, por exemplo, com o fato de a família talvez ter como valor a vida a todo custo e não pressionamos essa família com a pergunta "Você quer que entube esse paciente?". Com todos os fatos em mãos, podemos nos sentar, reunir a família e entender quais são os valores para ela, de tal forma que, ao final, a comunicação nos permita ser efetivos e afetivos (BMJ Ethics).

Entrando em uma seara altamente complexa, precisa-se entender o que é um valor: aquilo que é mais precioso para nossa vida, que está entre nossos principais interesses, como a independência, a vida, a família (Mertz, Prince e Pietschmann, 2023). Esclarecer tal definição é necessário para que, por meio de nossa comunicação, possamos entender e encontrar quais valores são mais importantes dentro do caso, a fim de que, durante o processo de deliberação, a decisão seja tomada de forma mais clara e livre de julgamentos de valor, tendo sido debatido e encontrado o principal interesse do caso, por meio de perguntas durante a comunicação.

O profissional de saúde responsável deve, portanto, ter tais conceitos claros antes de iniciar as perguntas para esclarecer o caso (BMJ Ethics; Gracia, 2001). E, em cada caso, deve-se criar repertórios para realizar a escuta ativa e para identificar cada valor presente no caso, utilizando as perguntas mais adequadas para conseguir definir o valor que irá defender.

Sabendo disso, podemos desenvolver melhor vocabulários como:

- "O que seria mais importante para a dona Maria neste momento?"
- "Como seria para o seu João passar pelo procedimento X e perder sua autonomia?"
- "O que vocês imaginam que está acontecendo neste cenário agora?"
- "O que vocês esperam deste quadro?"
- "Faria sentido para a dona Maria tomarmos a decisão X?"

Criando este repertório de perguntas que de fato buscam saber qual é o valor mais importante nessa situação, vamos desenvolvendo um raciocínio necessário para criar laços com ela. Tais como:

- "Faria sentido para você fazermos uma intervenção que ferisse esse seu valor?"
- "A partir de toda essa conversa, acreditamos como equipe que a intervenção X esteja mais de acordo com o que você acredita que seja vida."

Note-se que em todas as sentenças estamos criando laços através do que entendemos como valor para o paciente, ou do que entendemos serem os principais valores diante de certa situação complexa. A partir disso, podemos desenvolver nosso repertório de vocabulário de comunicação efetiva e afetiva.

Nessa criação de repertório, podemos cair facilmente em questões dicotomizadoras, em julgamentos moralizadores, se determinado ato não estiver em consonância com nossos valores de certo ou errado. Porém, existe um cenário mais profundo do que apenas o bem ou o mal, e é nosso dever enquanto profissionais, por meio da comunicação, esclarecer o principal interesse em determinado caso, esmiuçando uma frase dita pela família ou paciente, procurando entender qual seria o cerne da questão, elidindo nossos julgamentos de valor (Mertz, Prince e Pietschmann, 2023).

Por exemplo, na sentença "Aquela família é terrível, abandonou seu pai!". Se realizarmos o nosso julgamento moral apenas dicotomizando, perdemos a chance de aprofundar essa frase com mais perguntas, a fim de chegar ao cerne da questão. Em vez de "É errado aquela família abandonar o pai", na comunicação afetiva e efetiva poderíamos perguntar: "Aquele pai sempre está sozinho, qual a demanda da família para não visitá-lo?". Veja que abrimos um leque de possibilidades, para realizar uma escuta ativa e para entender a organização e biografia daquela família. Na primeira sentença, mantemos um julgamento em que existe um certo e um errado, não permitindo abrir margem para entender as profundidades do contexto. Na comunicação proposta neste capítulo, nos despimos de julgamentos de valor e convidamos o profissional de saúde a criar uma comunicação menos automática e mais afetiva.

No julgamento moralizador, acabamos nos detendo em questões rasas, sem nos questionarmos quanto ao que está por trás de cada cenário. Daniel Fortes (2024), em seu artigo de hierarquia da comunicação, nos entrega um guia de como seguir em situações complexas e nele afirma que devemos seguir os 3 níveis de comunicação, sendo o primeiro nível o mais basal, segundo o qual se faz necessário olhar nos olhos, garantir que o valor principal daquela pessoa será garantido, criando um vínculo quase que automático.

O nível 2, para mim um dos mais importantes e difíceis, trata-se de ressoar a emoção. Nesse nível, usamos a nossa escuta ativa para nos conectarmos com o sentimento daquela pessoa, e palavras como "É o que nós esperamos também", "Faremos o que for possível para isso acontecer" e "Entendemos que nesse momento deve estar sendo muito difícil". E perguntamos, seguindo esses passos novamente, se o familiar retornar para o nível 1.

Em seguida, chegamos no nível 3, que é de fato comunicar a parte técnica. Sendo assim, poderíamos pensar em uma maneira esquematizada. Abaixo está um exemplo de um fluxograma (Forte, 2024) para exemplificar a comunicação efetiva em casos complexos:

Fluxograma da comunicação efetiva em casos complexos

INICIAR:

O processo começa quando nos deparamos com uma situação complexa que exige comunicação efetiva.

ESTABELECER CONEXÃO VISUAL E GARANTIR NECESSIDADES BÁSICAS:

No primeiro nível de comunicação, é essencial estabelecer contato visual e garantir que as necessidades básicas da pessoa sejam atendidas. Isso cria uma base para interações significativas.

RESSOAR EMOÇÕES E DEMONSTRAR EMPATIA:

No segundo nível, é importante ressoar as emoções do outro e demonstrar empatia. Isso envolve ouvir ativamente, validar as emoções do interlocutor e mostrar compreensão e apoio.

COMUNICAR INFORMAÇÕES TÉCNICAS DE FORMA CLARA E ACESSÍVEL:

No terceiro nível, comunicamos as informações técnicas de maneira clara e acessível. Isso inclui fornecer explicações detalhadas, responder a perguntas e garantir que a pessoa compreenda completamente a situação.

AVALIAR FEEDBACK E AJUSTAR ABORDAGEM:

Após a comunicação, é importante avaliar o feedback recebido e ajustar nossa abordagem conforme o necessário. Isso pode envolver revisar as informações fornecidas, esclarecer dúvidas adicionais e garantir que a pessoa se sinta totalmente informada e apoiada.

FINALIZAR:

O processo de comunicação efetiva é concluído quando ambas as partes se sentem ouvidas, compreendidas e satisfeitas com a interação.

Este fluxograma ilustra uma abordagem sequencial para a comunicação efetiva em casos complexos, destacando a importância de estabelecer conexão emocional, fornecer informações claras e acessíveis, e avaliar continuamente o feedback para garantir uma interação significativa e satisfatória.

Conclusão

Unindo todos esses conhecimentos, entregamos àquela situação complexa uma comunicação afetiva e efetiva, entendendo que é necessário ter um repertório primeiramente de conhecimento de si mesmo e seus valores, sempre estando alerta para quando julgamentos moralizadores entrarem em conflito com aquela situação.

Em segundo lugar, frisamos a necessidade de exercitar a escuta ativa, de fazer observações despidas de julgamentos, para realizarmos as perguntas certas, observando a linguagem não-verbal e conseguindo entender quais necessidades humanas estão por trás daquele cenário. Em terceiro lugar, estudar um repertório de ressonância de emoções, sendo efetivo em perguntas, tentando descobrir os fatos do cenário, bem como nos permitindo que nos conectemos com aquela história.

Um quarto aspecto é o de afetivamente nos comunicarmos, compassivamente, pois entendemos o cenário, entendemos as necessidades emocionais dos sujeitos envolvidos, ouvimos e observamos, para a partir daí traduzirmos as palavras, de forma que, mesmo que a decisão deliberada seja dura, ela seja também a mais acertada naquele cenário possível, e que seja passada da forma mais acolhedora por meio da comunicação afetiva e efetiva.

Referências bibliográficas

EPSTEIN, R. M.; BEACH, M. C. "'I Don't Need Your Pills, I Need Your Attention:' Steps toward Deep Listening in Medical Encounters." *Current Opinion in Psychology*, 53 (101685): 1-6, ago. 2023. Disponível em: https://www.sciencedirect.com/science/article/abs/pii/S2352250X23001306.

FORTE, Daniel Neves *et al.* "The Hierarchy of Communication Needs: A Novel Communication Strategy for High Mistrust Settings Developed in a Brazilian COVID-ICU." *Palliative Medicine Reports*, 5 (1): 86-93, 2024. Disponível em: https://www.liebertpub.com/doi/10.1089/pmr.2023.0070.

______; KAWAI, Fernando; COHEN, Cláudio. "A Bioethical Framework to Guide the Decision-Making Process in the Care of Seriously Ill Patients." *BMC Medical Ethics*, 19 (1): 1-8, ago. 2018. Disponível em: https://bmcmedethics.biomedcentral.com/articles/10.1186/s12910-018-0317-y.

GRACIA, Diego. "La deliberación moral: el método de la ética clínica." *Medicina Clinica*, 117: 18-23, 2001. Disponível em: https://www.sciencedirect.com/science/article/abs/pii/S0025775301719987.

JAGOSH, Justin *et al.* "The Importance of Physician Listening from the Patients' Perspective: Enhancing Diagnosis, Healing, and the Doctor-Patient Relationship." *Patient Education and Counseling*, 85 (3): 369-374, 2011. Disponível em: https://www.sciencedirect.com/science/article/abs/pii/S0738399111000401?via%3Dihub.

JAHROMI *et al.* "Active listening: The key of successful communication in hospital managers." *Electronic Physician*, 8 (3): 2123-2128. Disponível em: https://pmc.ncbi.nlm.nih.gov/articles/PMC4844478/.

MERTZ, Marcel; PRINCE, Ilvie; PIETSCHMANN, Ines. "Values, decision-making and empirical bioethics: a conceptual model for empirically identifying and analyzing value judgements." *Theoretical Medicine and Bioethics*, 44: 567-587, ago. 2023. Disponível em: https://link.springer.com/article/10.1007/s11017-023-09640-4.

PHILIP, Hunsaker; ALESSANDRA, Tony. *A nova arte de gerenciar pessoas*. Nova Iorque: Simon & Schuster, Inc., 2008.

ROSENBERG, Marshall B. *Comunicação não-violenta: técnicas para aprimorar relacionamentos pessoais e profissionais*. Trad. Mário Vilela. São Paulo: Ágora, 2006.

Como proteger valores do paciente crítico em UTI?

Daniele Chaves Rocha

Introdução

As Unidades de Terapia Intensiva (UTIs), como as conhecemos hoje, derivam de três grandes áreas: a unidade responsável pelos cuidados pós-operatórios, que teve seu lugar estabelecido na assistência de pacientes neurocirúrgicos no Hospital Johns Hopkins (Baltimore, EUA) em 1923, com grande demanda no período da Segunda Guerra Mundial; a unidade clínica, que foi criada para dar suporte desde aos pacientes com insuficiência respiratória secundária até aos com poliomielite e outras doenças neuromusculares, com necessidade de ventilação mecânica, na década de 1950 em países da Europa e América do Norte; e a unidade coronariana, datando da década de 1960, sendo reflexo do avanço da monitorização eletrocardiográfica, com propagação originária de países da América do Norte (Luce e White, 2009).

A medicina intensiva obteve avanços importantes na sobrevida de muitos pacientes com condições clínicas complexas. Juntamente com esses avanços, no entanto, tem havido uma preocupação crescente com a morbidade que segue as doenças críticas (Herridge e Azoulay, 2023).

Os distúrbios multiorgânicos, presentes por longo período após as doenças críticas, são robustos e relatados em diversas populações de pacientes em estudos internacionais. Contudo, a disseminação deste conhecimento tem sido limitada, mesmo dentro da especialidade da medicina intensiva. Há a necessidade de ir além da condição crítica, em direção a um *continuum* de cuidados ao paciente e à família, abrangendo tanto os períodos pré como pós-UTI (Herridge e Azoulay, 2023).

Beauchamp e Childress (1978) delinearam quatro princípios que poderiam organizar o pensamento médico a respeito da prática ética da medicina: beneficência (o dever de ajudar o paciente sempre que possível), não maleficência (a obrigação de evitar danos), respeito à autonomia (o direito à autodeterminação do paciente) e a justiça (alocação correta de recursos de saúde). Os princípios da beneficência e não maleficência derivam do cerne do juramento hipocrático, sendo os princípios éticos mais antigos (Luce e White, 2009).

A consideração da autonomia como princípio baseada no consentimento informado data da metade do século XX. O Código de Nuremberg de 1947 e a Declaração de Helsinque de 1964 dão embasamento à autonomia na área de pesquisa médica. A obrigação legal dos médicos de obter consentimento antes de tratar os pacientes foi estabelecida por diversas decisões marcantes nos Estados Unidos no século XX. O consentimento informado surgiu como uma reação à tomada de decisão médica influenciada pelo tradicional modelo paternalista, o qual permite que os médicos definam o que é melhor para seus pacientes, sem necessariamente consultá-los ou saber seus desejos. Esse modelo é particularmente adequado para a tomada de decisões em emergências, onde o tempo para a ação é crucial (Luce e White, 2009).

Em publicação de 1992, E. Emanuel e L. Emanuel descreveram outro modelo de tomada de decisão médica, que suplantou o modelo paternalista na segunda metade do século XX: o modelo deliberativo. Neste modelo, os médicos auxiliam os pacientes a definir os seus melhores interesses, fornecendo alternativas de tratamento baseadas em valores, ajudando-os na decisão da melhor opção disponível em determinado cenário (Emanuel e Emanuel, [s.d.]).

O modelo deliberativo clínico se expande para o cenário bioético, com a proposta de ser uma alternativa para a resolução de conflitos no contexto dos profissionais da saúde. A deliberação ética proposta no modelo de liberalismo moral de Diego Gracia, um dos estudiosos do assunto, tem como finalidade analisar diferentes cursos de ação, buscando o caminho mais adequado para a resolução das situações de conflito moral, de maneira razoável e prudente. Isso pressupõe que se pondere sobre a situação e se compreenda os valores em conflito e as consequências envolvidas, permitindo que os possíveis cursos de solução sejam equacionados (Nora, Zoboli e Vieira, 2015).

As UTIs, em toda a sua complexidade, demandam do paciente, equipe de saúde e família uma relação nunca vivenciada na história da medicina. Diante da evolução natural do adoecimento do paciente crítico, se fazem necessárias ações que valorizem a melhor evidência científica disponível, associando-a a métricas que identifiquem e protejam os valores do paciente.

Autonomia

A palavra "autonomia", derivada do grego *autos* ("próprio") e *nomos* ("regra", "governança" ou "lei"), foi originalmente atribuída ao autogoverno de cidades-estados independentes. Desde então, "autonomia" foi estendida aos indivíduos, de modo mais amplo. A pessoa autônoma age livremente de acordo com um plano próprio, análogo ao modo como um governo independente administra seus territórios e define suas políticas (Beauchamp e Childress, 2013).

Praticamente, todas as teorias que envolvem o conceito de autonomia apresentam três condições como essenciais para que ela ocorra: liberdade (independência de influências controladoras), intencionalidade (capacidade de ação intencional) e compreensão. A capacidade de uma escolha autônoma, no que se refere ao cuidado de pacientes críticos, pode ser falha diante de situações relacionadas ao adoecimento (Beauchamp e Childress, 2013).

As ações intencionais, contrariamente às acidentais, devem corresponder à vontade do indivíduo, embora um resultado planejado possa não se concretizar conforme o projetado. Já limitações da compreensão impedem que uma decisão seja tomada de forma autônoma, como no caso de doença, irracionalidade e imaturidade; além de haver dificuldades no processo de comunicação. A terceira das três condições para uma atitude autônoma é que a pessoa esteja livre de controles exercidos por fontes externas (outras pessoas) ou internas (relacionadas à doença mental) (Beauchamp e Childress, 2013).

Encontramos muitas limitações de escolha autônoma em contextos médicos devido à condição de dependente do paciente e à posição autoritária do profissional de saúde. Para que haja respeito à autonomia, deve ser reconhecido o direito de opinião do indivíduo, suas escolhas e ações, com base em seus valores e crenças. No entanto, caso a autonomia implique colocar em risco a saúde pública, prejudicando outras pessoas inocentes ou exigindo um recurso escasso para o qual não há verbas disponíveis, seu exercício pode ser justificadamente restrito (Beauchamp e Childress, 2013).

Os julgamentos de competência ou capacidade em cuidados de saúde desempenham o papel de distinguir pessoas cujas decisões devem ser aceitas de pessoas cujo julgamento não é apropriado em determinada situação. As avaliações dos profissionais de saúde a respeito da incompetência de uma pessoa podem levá-los a ignorar as decisões desse indivíduo, recorrendo a substitutos informais para a tomada de decisão, como a nomeação de um tutor via judicial ou a institucionalização involuntária da pessoa. Quando um tribunal estabelece incompetência legal, nomeia um tomador de decisão substituto com poder parcial ou pleno sobre o indivíduo incompetente. Os profissionais da saúde, de modo geral, não têm autoridade para declarar pacientes incompetentes por uma questão de lei, mas, dentro de certos limites, muitas vezes têm o poder de anular ou restringir as decisões dos pacientes sobre os cuidados com base em avaliações de capacidade ou incapacidade (Beauchamp e Childress, 2013).

Os pacientes são competentes para tomar uma decisão se tiverem a capacidade de compreender as informações relevantes, fazer um julgamento sobre essas informações à luz de seus valores, objetivar um determinado resultado e comunicar livremente seus desejos aos cuidadores. O direito, a medicina e, até certo ponto, a filosofia pressupõem um contexto no qual as características da pessoa competente são também as propriedades possuídas pela pessoa autônoma. Embora a autonomia e a competência tenham diferentes significados (autonomia significa "autogoverno"; competência significa a "habilidade para realizar uma tarefa ou conjunto de tarefas"), os critérios da pessoa autônoma e da pessoa competente são surpreendentemente semelhantes (Beauchamp e Childress, 2013).

Todavia, esse tradicional conceito de autonomia, que envolve a intencionalidade, liberdade e compreensão da decisão tomada (Hirsch, 2023), pode não ser aplicado aos indivíduos que se encontram em UTIs, onde frequentemente os pacientes apresentam sua autonomia prejudicada pela doença crítica.

A impossibilidade de comunicar-se adequadamente ou de exprimir consentimento, muito frequente em UTIs, seria portanto incompatível com o princípio normativo de autonomia. Segundo Anna Hirsch (2023), esses indivíduos "marginalizados" poderiam manifestar interesses (alguns dos quais de longo prazo, e uns mais importantes do que outros), mostrando atitudes de preocupação ou zelo que poderiam inferir algum grau de autonomia (por exemplo, pedidos de retorno para o domicílio, preocupações com familiares e finanças, manifestação de sofrimento, recusa em realizar procedimentos). Compreender essas questões trazidas pelo paciente como manifestações de autonomia deixa explícito que estas atitudes são dignas de respeito, sugerindo que não se justifica ignorá-las sem uma boa razão e tratar os agentes marginais de forma paternalista (Hirsch, 2023).

De modo mais amplo, é importante salientar que interpretar o respeito pela autonomia como um princípio com prioridade sobre todos os outros princípios morais, e não como um princípio em um cenário de princípios *prima facie*, é indefensável. A moralidade está igualmente enraizada nos princípios da não maleficência, beneficência e justiça; e o método da deliberação moral pode ser um meio de transitar entre eles com segurança (Beauchamp e Childress, 2013).

A ética dos valores e o conceito de dignidade

O termo "valor" é abrangente, referindo-se prioritariamente ao que mais importa para um indivíduo e para uma tomada de decisão. Os valores podem ser diretamente relevantes para as decisões (por exemplo, crenças, sentimentos ou percepções sobre uma opção de tratamento) ou indiretamente relevantes (por exemplo, valores familiares, religiosos ou culturais). A tomada de decisão compartilhada é apropriada em muitas situações, e é particularmente indicada em situações clínicas onde a melhor opção pode diferir entre pessoas, dependendo do que é importante para elas (Witteman, 2021).

As evidências atuais sugerem que auxílios à decisão do paciente devem incluir um método explícito de esclarecimento de valores. Para apoiar decisões de saúde alinhadas com os valores do paciente, uma análise de múltiplos critérios pode ser aplicada. O que importa para um indivíduo pode ser mais amplo do que valores específicos, incluindo preferências, preocupações (por exemplo, preocupações sobre mudanças no estado de saúde) e questões relacionadas com o contexto de vida (por exemplo, encaixar um plano de tratamento no horário de trabalho) (Witteman, 2021).

O uso de métodos de esclarecimento de valores são estratégias que visam ajudar os pacientes a avaliar a conveniência de opções ou atributos de opções dentro de um contexto de decisão específico, a fim de identificar quais são suas preferências. Uma revisão sistemática e meta-análise de 2021 elencou diferentes métodos de esclarecimento de valores disponíveis na literatura, que podem ser usados na prática clínica para o auxílio na tomada de decisão (Witteman, 2021).

Um dos valores mais importantes a ser considerado no paciente crítico é o da dignidade. Três fontes de dignidade nos pacientes podem ser elencadas: a humanidade, as narrativas pessoais e a autonomia; cada uma das quais merece respeito de forma independente (Henry *et al.*, 2015). Apesar de a dignidade ser conceitualmente subjetiva, o seu princípio pode ser entendido como a garantia das necessidades básicas de cada indivíduo. É um dos fundamentos do Estado Democrático de Direito e tem sua previsão no artigo 1º, inciso III, da Constituição Federal, sendo fundamento basilar da República.

Como parte de um projeto maior que visa eliminar agravos evitáveis aos pacientes em UTIs, identificou-se a perda de dignidade como um problema negligenciado e causador de danos não reconhecidos aos pacientes (Witteman, 2021). Ao contrário dos tradicionais danos clínicos (como infecções hospitalares ou complicações cirúrgicas), que podem ser medidos e abordados usando critérios padronizados e regimes de tratamento, os danos à dignidade dos pacientes são mais difíceis de identificar e corrigir.

Garantir a dignidade de um paciente na UTI implica preservar sua humanidade, respeitando-o como ser humano, independentemente de quaisquer características específicas que possa ou não possuir. Além disso, a narrativa pessoal, ou "dignidade da identidade" do indivíduo, também deve ser considerada: o seu papel social e familiar, relacionamentos interpessoais, gostos e desagrados, ponto de vista religioso e experiências vividas; respeitando as percepções do indivíduo sobre si mesmo e o que é importante para ele. Por fim, há o respeito à autonomia, já descrita anteriormente, comprometida na UTI por sedativos, bloqueios neuromusculares, lesões, doenças ou complicações. Nesse contexto, o profissional, além de considerar a decisão do paciente, respeita também a opinião de seus procuradores para cuidados de saúde, mesmo quando determinadas escolhas contrariem o julgamento médico em cenários específicos (Henry *et al.*, 2015).

Embora seja inquestionável que a maioria das pessoas deseja preservar a vida, pesquisas mostram valores particularmente relevantes diante de uma doença grave, sendo que a perda deles significaria um estado pior que a morte. Esses valores mais relevantes irão definir o que o indivíduo está disposto a passar por uma chance de sobreviver com uma qualidade de vida aceitável (Fried *et al.*, 2002). Alguns deles podem ser a longevidade, a manutenção da integridade física e/ou cognitiva, a preservação da independência, o respeito aos dogmas religiosos e a intolerância à sintomas físicos debilitantes.

Em um estudo de 2002, um questionário sobre preferências de tratamento foi aplicado para 226 pessoas com 60 anos de idade ou mais que tinham uma expectativa de vida limitada devido a câncer, insuficiência cardíaca ou doença pulmonar obstrutiva crônica. Para um tratamento pouco agressivo com boa probabilidade de recuperação, 98,7% dos participantes disseram que optariam por receber o tratamento, mas 11,2% desses participantes não o escolheriam se houvesse uma alta probabilidade de sequelas, como sintomas físicos incapacitantes. Se o resultado fosse a sobrevivência, mas com grandes chances de comprometimento funcional ou cognitivo, 74,4% e 88,8% desses participantes, respectivamente, não gostariam de seguir com o tratamento. O número dos participantes que disseram que escolheriam o tratamento diminuiu à medida que a probabilidade de um resultado adverso aumentou (Fried *et al.*, 2002).

Muitos pacientes que desenvolvem doenças incapacitantes não deixaram diretivas orais ou escritas sobre suas preferências de tratamento. Mesmo quando um paciente tem uma diretriz antecipada, ela muitas vezes não fornece orientação clara sobre o tratamento médico naquela situação específica. Nesse caso, geralmente familiares que possuam um relacionamento próximo com o paciente são convidados a discorrer sobre quais tratamentos são mais consistentes com os valores do paciente. No entanto, esses familiares muitas vezes têm dificuldades nesse papel, enfrentando carga emocional significativa na hora de tomar decisões por seus entes queridos. Pesquisas sugerem que os substitutos tomam decisões diferentes das que os pacientes tomariam em cerca de um terço dos casos (Scheunemann, Arnold e White, 2012).

Em um estudo de 2015, foi gravado um áudio de 71 conferências familiares nas quais médicos e procuradores para cuidados de saúde discutiram decisões de tratamento para pacientes em fase final de vida em UTIs. Em 30% das conferências, não houve discussão sobre preferências ou valores previamente expressos pelo paciente. Em 37%, os médicos e procuradores discutiram tanto as preferências de tratamento quanto os valores do paciente. Nos 33% restantes, a situação do paciente foi discutida levando em consideração as preferências de tratamento ou valores, mas não ambos. Em mais de 88% das conferências, não houve conversa sobre os valores do paciente em relação à autonomia e independência, bem-estar emocional e relacionamentos, função física ou cognitiva e espiritualidade (Scheunemann *et al.*, 2015).

Tomada de decisão em pacientes críticos

Para um resultado satisfatório, o cumprimento dos princípios bioéticos perpassa uma boa comunicação, sendo um componente fundamental dos cuidados intensivos de qualidade. A habilidade de comunicação eficaz é necessária frente a uma cultura de negação da morte, associada a constantes avanços tecnológicos da medicina, levando à crença de que a morte não só pode ser negada, mas também totalmente evitada. Nesse cenário, não é de surpreender que alguns pacientes querem que "tudo" seja feito e acreditam que o tratamento restaurará sua saúde e vitalidade (Roscoe e Tullis, 2015).

Em uma revisão sistemática de 2020, as posições éticas adotadas na tomada de decisão em pacientes críticos foram avaliadas em 15 estudos. De modo geral, os princípios mais frequentemente utilizados foram os da beneficência, autonomia e não maleficência. Além deles, o dever profissional também teve destaque (Spoljar *et al.*, 2020).

O estado crítico de doença apresentado pelo paciente e a experiência na UTI, tanto da família quanto da equipe de saúde, suscitam eventos que propagam uma cascata de consequências na saúde física e mental a longo prazo, resultando em incapacidade, comprometimento da qualidade de vida, interrupção ou perda laboral e aumento da utilização e custos com cuidados de saúde (Herridge e Azoulay, 2023).

A decisão de um paciente ou familiar de "fazer tudo" muitas vezes traz conversas subsequentes sobre a paralisação do cuidado apropriado, já que esse discurso pode ser interpretado como uma exigência de que todo e qualquer tratamento médico seja administrado, independentemente da probabilidade de eficácia ou resultados. Uma série previsível e inapropriada de eventos pode ser acionada: diminuição ou piora na qualidade de vida do paciente e/ou prolongamento da morte, estresse dos membros da família, que confrontam as consequências de suas decisões, além do sofrimento moral para a equipe de saúde, que passa a empregar recursos fúteis ou potencialmente inapropriados (Roscoe e Tullis, 2015).

Para organizar e otimizar o processo de tomada de decisão no atendimento ao paciente criticamente enfermo, alinhando a bioética, a prática baseada em evidências e o cuidado centrado na pessoa, Forte *et al.* (2018) orientaram a realização de quatro etapas, cada uma com um foco, objetivo e princípio ético distinto, mas complementares entre si. A primeira etapa seria a discussão exclusiva da doença, visando apenas previsões probabilísticas precisas ("ética da acurácia"). Ao focarmos exclusivamente na doença, podemos separar as previsões dos desejos, reduzir a dissonância cognitiva, minimizar o viés e aumentar a precisão (Forte, Kawai e Cohen, 2018).

Em um segundo momento, o intensivista poderia aprender sobre a biografia e os valores do paciente ("ética da compreensão", com foco na individualidade). Para aplicar as evidências científicas desenvolvidas à situação específica do paciente, conciliar os tratamentos disponíveis com os valores e a biografia do paciente se faz necessário. Adentrar o sofrimento humano diante do adoecimento tem uma natureza subjetiva, impregnada de significados culturais e afetivos. Isso pode ser melhor explorado através da identificação do paciente e seu procurador de cuidados de saúde, questionamentos sobre preferências para o recebimento de informações médicas, valores relevantes e preferências de fim de vida (Forte, Kawai e Cohen, 2018).

A terceira etapa concentra-se em melhorar o julgamento clínico da equipe de saúde. A "ética da consciência situacional" envolve o conhecimento da situação geral para entender como as informações, eventos e as próprias ações terão impacto nas metas e objetivos traçados, tanto imediatamente quanto em um futuro próximo (Forte, Kawai e Cohen, 2018).

Por fim, considerando a prática baseada em evidências, os valores do paciente e a análise da equipe de saúde, os provedores estariam aptos a discutir quais tratamentos recomendariam e o que poderia ser potencialmente inapropriado ou fútil. Uma vez de posse dessas análises, a equipe envolve o paciente ou seu substituto no processo de tomada de decisão, em direção a um objetivo consensual de cuidado ("ética da deliberação") (Forte, Kawai e Cohen, 2018).

Considerações finais

A preocupação tradicional da medicina com o corpo e as doenças físicas é bem conhecida, assim como os efeitos da dicotomia mente-corpo na teoria e na prática médica. Essa própria dicotomia pode ser a fonte da situação paradoxal em que os médicos se encontram, com a possibilidade de causar sofrimento no cuidado aos pacientes. À medida que as ideias sobre a separação entre mente e corpo são contestadas, os médicos passam a preocupar-se com novos aspectos da condição humana. Hoje, a medicina está sendo atraída para novas áreas, tanto pela sua tecnologia quanto pelas exigências dos seus pacientes. A tentativa de compreender o que é o sofrimento e como os médicos podem verdadeiramente se dedicar ao seu alívio exige que a medicina e os seus críticos superem a dicotomia entre mente e corpo e entre objetividade e subjetividade (Cassel, 1982).

Todos os aspectos da personalidade humana – o passado individual e familiar vivenciados, a cultura e os papéis sociais, os relacionamentos, o corpo, a mente inconsciente, o ser político, a vida privada, o futuro esperado e a dimensão transcendente – são suscetíveis a danos e perdas (Cassel, 1982). Desse modo, o questionamento de como os pacientes com doenças graves terão seus valores amparados, a despeito da perda da sua autonomia, se faz imprescindível.

A doença crítica é apenas uma fase de uma enfermidade, e não é definida somente pela necessidade de suporte ventilatório ou hemodinâmico, mas também pela forma como o estado de saúde preexistente interage com a doença grave, com os efeitos da exposição a suportes tecnológicos e com a possibilidade de iatrogenia associada à permanência prolongada em UTI (Herridge e Azoulay, 2023).

A prestação de cuidados nesse período, que pode inclusive se configurar como fase final de vida, deve honrar a escolha dos pacientes. Uma boa compreensão das suas preferências depende de uma avaliação de como eles veem a inconveniência do tratamento em relação aos seus possíveis desfechos. A possibilidade de perda da funcionalidade ou de comprometimento cognitivo tem um papel particularmente importante nas preferências dos pacientes e, portanto, merece consideração no planejamento antecipado do cuidado (Fried *et al.*, 2002).

Portanto, para que o paciente tenha a vida que ele considera digna de ser vivida, os valores fazem parte de um contexto médico amplo e, quando possível, devem ser protegidos no processo de tomada de decisão, tendo um olhar diferenciado para as nuances do paciente crítico. O imperativo ético de tratar uma pessoa em toda a sua complexidade é mais importante do que tratar apenas sua enfermidade.

Referências bibliográficas

BEAUCHAMP, T. L.; CHILDRESS, J. F. "Principles of biomedical ethics." 7. ed. Oxford: Oxford University Press, 2013.

CASSEL, E. J. "The nature of suffering and the goals of medicine." *New England Journal of Medicine*, 306 (11): 639-645, 18 mar. 1982.

EMANUEL, E. J.; EMANUEL, L. L. "Four models of the physician-patient relationship." *JAMA*, 267 (16): 2221-2226, 1992.

FORTE, D. N.; KAWAI, F.; COHEN, C. "A bioethical framework to guide the decision-making process in the care of seriously ill patients." *BMC Medical Ethics*, 19 (1): 1-8, 2018.

FRIED, T. R. *et al.* "Understanding the Treatment Preferences of Seriously Ill Patients." *New England Journal of Medicine*, 346 (14): 1061-1066, 4 abr. 2002.

HENRY, L. M. *et al.* "Respect and Dignity: A Conceptual Model for Patients in the Intensive Care Unit." *Narrative Inquiry in Bioethics*, 5 (1A): 5A-14A, 2015.

HERRIDGE, M. S.; AZOULAY, É. "Outcomes after Critical Illness." *New England Journal of Medicine*, 388 (10): 913-924, 9 mar. 2023.

HIRSCH, A. "Why we have duties of autonomy towards marginal agents." *Theoretical Medicine and Bioethics*, 44 (5): 453-475, out. 2023.

LUCE, J. M.; WHITE, D. B. "A History of Ethics and Law in the Intensive Care Unit." *Critical Care Clinics*, 25 (1): 221-237, jan. 2009.

NORA, C. R. D.; ZOBOLI, E. L. C. P.; VIEIRA, M. M. "Deliberação ética em saúde: revisão integrativa da literatura." *Revista Bioética*, 23 (1): 114-123, abr. 2015.

ROSCOE, L. A.; TULLIS, J. A. "The meaning of everything: communication at the end of life." *Journal of Medicine and the Person*, 13 (2): 75-81, ago. 2015.

SCHEUNEMANN, L. P.; ARNOLD, R. M.; WHITE, D. B. "The Facilitated Values History: Helping Surrogates Make Authentic Decisions for Incapacitated Patients with Advanced Illness." *American Journal of Respiratory and Critical Care Medicine*, 186 (6): 480-486, 15 set. 2012.

______; ARNOLD, R. M.; WHITE, D. B; CUNNINGHAM, T.; BUDDADHUMARUK, P. "How Clinicians Discuss Critically Ill Patients' Preferences and Values With Surrogates: An Empirical Analysis." *Critical Care Medicine*, 43 (4): 757-764, abr. 2015.

SPOLJAR, D. *et al.* "Ethical content of expert recommendations for end-of-life decision-making in intensive care units: A systematic review." *Journal of Critical Care*, 58: 10-19, ago. 2020.

WITTEMAN, H. O. *et al.* "Clarifying Values: An Updated and Expanded Systematic Review and Meta-Analysis." *Medical Decision Making*, 41 (7): 801-820, out. 2021.

Paciente com esclerose lateral amiotrófica – Que valores proteger? Como agir nos conflitos de valores?

Virna Mendonça Sampaio Lima

Introdução

A Esclerose Lateral Amiotrófica (ELA), também conhecida como Doença do Neurônio Motor ou Doença de Lou Gehrig, é uma doença neurodegenerativa que se caracteriza pelo envolvimento majoritário dos neurônios motores - primeiros e segundos neurônios motores. Ocorre na maior parte dos casos (90%) de forma esporádica e em 10% na forma familiar, quando se relaciona a uma herança genética de padrão autossômico dominante. A ELA é uma doença incurável, que, invariável e inexoravelmente, possui caráter progressivo e fatal. O seu curso promove uma série de impactos importantes nos seus portadores e, também, em seus cuidadores. O cuidado do binômio paciente-família nesses casos é inerentemente de alta complexidade e envolve relevantes questões éticas nos diferentes estágios da doença. Há, portanto, terreno fértil para o surgimento de conflitos de valores e para a decorrente necessidade de mediação de tais conflitos por parte da equipe assistente.

Sobre a ELA – Apresentação clínica e história natural da doença

O envolvimento dos primeiros neurônios motores determina a clínica de fraqueza muscular associada à lentificação, espasticidade e incoordenação, enquanto o prejuízo dos segundos neurônios motores determina o surgimento de fraqueza – mais acentuada – com atrofia, miofasciculações e câimbras. Toda a musculatura corporal pode ser envolvida, mas, normalmente, há a preservação da musculatura ocular extrínseca e do controle esfincteriano.

Ainda em relação à sua apresentação clínica, o acometimento extra-motor é possível e ocorre em um percentual considerável dos pacientes, incluindo envolvimento cognitivo, comportamental, sensitivo e autonômico. Apesar de não tipicamente associadas à ELA, as alterações comportamentais ocorrem em 65% dos pacientes, e as alterações cognitivas são descritas na literatura em cerca de 20 a 50% dos casos, com 10 a 15% dos pacientes desenvolvendo quadros demenciais, dentre os quais a demência frontotemporal sendo a mais prevalente.

A ELA se inicia na maioria dos quadros com uma fraqueza apendicular assimétrica. Contudo, em 20% dos casos a doença pode se apresentar com comprometimento da musculatura bulbar, quando a disartria e disfagia são os sintomas iniciais principais. A história natural da doença permeia o envolvimento neuromuscular progressivo, com consequente comprometimento motor e funcional, bem como uma evolução para disfagia severa e disfunção respiratória. Estas duas últimas, por sua vez, simbolizam os acometimentos ameaçadores à vida e mais associados ao mecanismo de óbito dos pacientes portadores da condição em questão.

Sendo a ELA uma doença heterogênea, o tempo que transcorre desde a sua apresentação inicial e diagnóstico até o óbito é variável – girando em torno de 2 a 5 anos, com um tempo médio estimado de 3 anos. Em até 20% dos casos, porém, a sobrevida pode ser maior que uma década, mas raramente maior que duas. Cabe ressaltar que o prognóstico dessa condição se correlaciona com o status nutricional e respiratório dos pacientes. Envolve, portanto, não somente o perfil e o espectro da doença, como também os cuidados recebidos e suportes instituídos às disfunções desenvolvidas – uso de via alternativa de alimentação e/ou suporte ventilatório.

O cuidado com o paciente portador de ELA

O tratamento do paciente com ELA é em sua essência, desde o diagnóstico, sendo essa uma doença progressiva e incurável, de intuito paliativo. Idealmente, deve envolver abordagem paliativa, tratamento modificador e terapias de suporte.

Até o presente momento, o arsenal terapêutico disponível como tratamento modificador de doença para a ELA é limitado, sendo o Riluzol, medicamento cujo mecanismo de ação envolve inibição da liberação de glutamato, a principal droga. Com potencial neuroprotetor, essa medicação se correlaciona com o aumento de tempo de sobrevida – cerca de 3 meses após 18 meses de uso –, sem ganho em reversão de acometimentos já estabelecidos. Apesar de não haver total esclarecimento quanto à cinética da perda neuronal no curso da doença, seu maior benefício é descrito quando o tratamento se inicia em estágios mais precoces dela, com pouquíssimo ganho em estágios mais avançados. Não há ainda consenso quanto à interrupção do tratamento, o que, contudo, deve ser ponderado em estágios mais avançados, tendo em vista o que foi exposto acima, o alto valor atrelado à medicação e os potenciais efeitos colaterais, como náuseas, astenia e tonturas. Outra medicação com potencial benefício à ELA é o Edaravone, que atua na redução de estresse oxidativo por se tratar de medicação quelante de radicais livre. Seu uso se correlaciona com o retardo da deterioração funcional dos pacientes portadores de ELA, ou seja, não se traduz em ganho de sobrevida, mas sim em uma possível preservação de *performance status*. Assim como o Riluzol, a terapia com

Edaravone tem maior evidência de resultados positivos em estágios mais precoces da doença, quando a funcionalidade e a condição respiratória do indivíduo estão preservadas. Há críticas referentes aos estudos dessa substância na ELA e atualmente sua liberação para uso ocorre apenas em alguns países do mundo, não sendo aprovada pela ANVISA até o presente momento. Outros medicamentos com mecanismo de ação visando a redução de limiar de apoptose e o silenciamento genético, que objetivam a redução da perda neuronal e a lentificação da perda motora e respiratória, estão em estudo e em processo de aprovação para uso.

As terapias de suporte envolvem as intervenções com capacidade de contornar as disfunções ameaçadoras à vida, decorrentes da progressão da doença. Incluem o estabelecimento de uma via alternativa de alimentação, frente à progressão da disfagia, e o suporte ventilatório – não invasivo ou invasivo –, frente à hipoventilação e à falência respiratória. Essas intervenções podem determinar um impacto na qualidade de vida dos pacientes e estão associadas a outros cuidados, como o manejo agressivo de secreções, com o aumento de sobrevida.

O paciente com ELA enfrenta, desde o diagnóstico, uma série de lutos associados à perda de mobilidade e funcionalidade, ao prejuízo da capacidade de interação social, ao eventual comprometimento cognitivo e à própria ameaça à continuidade da vida. Depara-se ainda com uma alta carga de sintomas no decorrer do processo de adoecimento, dentre os quais os mais prevalentes são: disfagia, dispneia, dor, ansiedade, insônia, sialorreia e constipação. O envolvimento de uma equipe de cuidados paliativos (CP) na assistência a esses pacientes ajuda na otimização da qualidade de vida, controle de sintomas e redução da sobrecarga do cuidador. Tais benefícios ratificam a importância do cuidado integrado e coordenado, inter e multidisciplinar, que envolva portanto uma equipe multiprofissional e a realização de uma abordagem holística multidimensional (incluindo as dimensões física, psíquica, espiritual e social). Na prática, o encaminhamento para o seguimento com uma equipe especializada costuma ocorrer tardiamente, quando já há um comprometimento funcional importante. Um estudo descritivo que analisa a interface entre CP e ELA, apesar do pequeno tamanho de sua amostra, explicita essa tendência à medida que constata que a maior parte dos encaminhamentos na população analisada ocorria quando o paciente já apresentava funcionalidade de 40% de acordo com a escala *Palliative Performance Scale* (PPS). Em um cenário ideal, contudo, e em conformidade com as recomendações da Federação Europeia de Ciências Neurológicas, esse envolvimento deve ocorrer desde o diagnóstico, tendo em vista a importância da criação de vínculo e a aferição de valores, e considerando que, em estágios mais precoces da doença, a fala e a cognição não se encontram comprometidas, tornando a comunicação mais efetiva e assegurando uma maior capacidade deliberativa.

Relevância dos valores no cuidado do paciente com ELA e os potenciais conflitos de valores

O diagnóstico e a progressão da doença fazem emergir muitas e relevantes questões a serem endereçadas, como: "Instalar uma via alternativa de alimentação?", "Iniciar suporte mecânico ventilatório?", "Realizar traqueostomia?", "Tratar intercorrências infecciosas?" e "A quais suportes avançados o paciente é elegível?". Algumas dessas questões são possíveis de serem antevistas diante do curso relativamente previsível da ELA e, com o avançar da doença, a necessidade de tomada de decisão por vezes pode tornar-se iminente.

A tomada de decisões prudentes e responsáveis do ponto de vista da bioética clínica, conforme o método deliberativo proposto por Diego Gracia, envolve a deliberação a partir dos fatos, valores e deveres. Torna-se imperativo, portanto, além do conhecimento acerca da doença e do prognóstico geral, as especificidades de cada caso para a fundamentação da base do processo deliberativo. É imprescindível então o esclarecimento acerca dos detalhes clínicos e acerca das múltiplas dimensões de cada sujeito, bem como de sua realidade social e familiar.

De acordo com Elma Zoboli, "a tudo que se percebe, necessariamente, atribui-se valor. Não há fatos puros, pois eles sempre carregam junto os valores". De maneira geral, durante o curso de uma doença grave, progressiva e ameaçadora à vida, há possibilidade do envolvimento de diversos valores (Figura 1): os valores associados à bioética principialista – beneficência, não maleficência, autonomia e justiça –; os valores de saúde e vida cronológica, no sentido de tempo e de manutenção da continuidade da mesma; a preservação da vida biográfica e a busca pela manutenção do sentido da vida e do papel social do indivíduo; valor de qualidade de vida com a procura pela melhor vida possível frente às limitações físicas impostas pela doença; preservação de funcionalidade e independência pelo maior tempo possível; o profissionalismo médico; a família e a preservação do papel do indivíduo na dinâmica familiar; dignidade humana; valor econômico; e outros tantos.

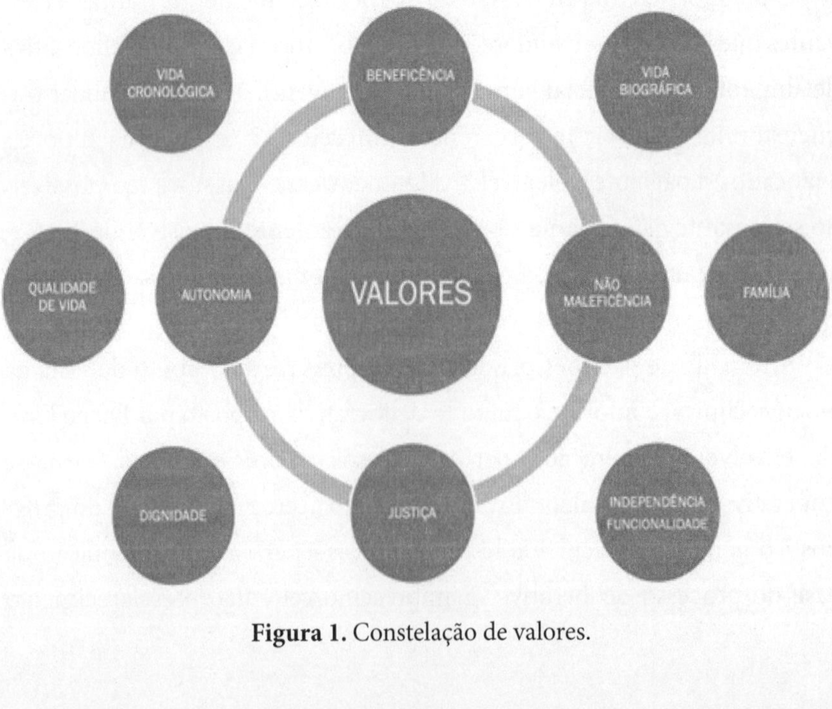

Figura 1. Constelação de valores.

Com a finalidade de não incorrer em um raciocínio probabilístico e de não reduzir as questões éticas, faz-se necessário que não se encare as indagações trazidas anteriormente como dilemas. A formulação de tais perguntas de forma simplista e a consequente resposta afirmativa ou negativa predispõem a imprudência e a adoção de cursos extremos de ação, que caminham no sentido de desconsiderar completamente algum dos valores em questão.

A beneficência, em sua essência, propõe a proteção pelo melhor interesse do paciente, e a não maleficência caminha no mesmo sentido, o da abstenção da realização do mal. Para a efetivação do cuidado em tais linhas, é imprescindível que se conheça a quem exatamente o cuidado é direcionado. O que é positivo para cada um pode ser diverso. Inclui-se aqui, portanto, conhecer o entendimento de cada indivíduo sobre a sua doença, seus desejos, medos e valores.

A lógica médica paternalista, que resume o cuidado ao manejo clínico e guia as decisões e intervenções preponderantemente de acordo com as necessidades biológicas/fisiopatológicas, coloca em xeque a prudência das deliberações morais, uma vez que prioriza o valor de tempo de vida, possivelmente em detrimento de outros tantos. A conduta guiada pela medicina tecnicista da instituição de uma traqueostomia (TQT) em um contexto de insuficiência respiratória aguda poderia ser considerada irrestritamente beneficente?

A literatura atual traz grande ênfase no processo decisório a respeito das intervenções de suporte com potencial prolongador de vida, uma vez que estas abrem espaço para relevantes problemas éticos por propiciarem o surgimento de conflitos de valores – especialmente no sentido de vida cronológica *x* autonomia, qualidade de vida, vida biográfica e funcionalidade. Nascem, assim, complexos processos deliberativos, cujo manejo envolve foco na proteção do maior número possível de valores.

A tomada de decisão compartilhada imprescinde do compartilhamento adequado de informações por parte da equipe médica a respeito da doença, do prognóstico e das possíveis intervenções. A comunicação deve ser realizada com técnica, de forma empática, com disponibilidade de tempo e com linguagem adaptada para o adequado entendimento do recipiente da informação – fatores fundamentais, inclusive, para a preservação do valor de não maleficência. Grande parte da literatura atual aborda as possíveis intervenções para pacientes com ELA (em especial a gastrostomia [GTT], a ventilação não invasiva [VNI] e a ventilação invasiva por meio de TQT) dentro de uma ideia de "prós" e "contras", o que, em uma análise mais profunda, entende-se ser fruto de uma interpretação tecnicista e permite espaço para a reflexão a respeito de uma eventual generalização inadequada do que seria positivo para todos os indivíduos.

Estudos evidenciam, ainda que sem resultados robustos, que o estabelecimento de uma via alternativa de alimentação (principalmente por meio de uma GTT), desde que em um momento não tardio da curva de adoecimento, pode vir a se relacionar com a manutenção do peso, o ganho de sobrevida e a qualidade de vida, uma vez que pode reduzir o componente de ansiedade e isolamento social atrelado às refeições demoradas.

A GTT pode se traduzir em alguns casos numa sensação de perda de controle. A VNI se traduz clinicamente no aumento de qualidade de vida à medida que melhora os sintomas respiratórios e os sintomas associados à hipoventilação, e apresenta ainda relação com o aumento de sobrevida. A instalação de uma TQT associada à ventilação mecânica determina um aumento importante de sobrevida estimada e se relaciona com o agravamento do comprometimento da fonação e deglutição. Nenhum dos procedimentos anteriores tem poder de retardar a progressão dos déficits neuromusculares e, assim, não impedem o avanço da doença e uma possível evolução para síndrome de encarceramento. A interpretação desses fatos científicos pode ser variada e a atribuição de um valor, seja positivo ou negativo, pode variar de acordo com o alvo do cuidado. Sendo assim, a possibilidade da definição do que é benéfico para um indivíduo em específico pressupõe o conhecimento acerca deste, a compreensão profunda de quem é o alvo do cuidado.

O compartilhamento de decisões remete à proteção do valor de autonomia, que simboliza a capacidade decisória e de autodeterminação. A sua plenitude, contudo, perpassa pela compreensão adequada da patologia, do seu prognóstico e das possíveis intervenções/tratamentos, bem como depende da capacidade de contextualização de cada situação específica. É fundamental também que haja a construção de um raciocínio consistente que embase e justifique uma tomada de decisão singular, que deve ser comunicada de maneira efetiva. Assim, é imprescindível a linguagem verbal para a tomada de decisões complexas e para o estabelecimento da autonomia. A ELA, por colocar em risco a habilidade de comunicação de uma pessoa, principalmente devido à disartria, anartria e até síndrome de encarceramento, constitui-se uma ameaça a tal. O uso de métodos para comunicação aumentativa ou alternativa, como quadros de imagem e uso de tecnologia assistida associados ao movimento ocular, busca, além da preservação da interação social e da qualidade de vida, a preservação da autonomia.

O eventual comprometimento cognitivo inevitavelmente levanta questionamentos a respeito da autonomia de um paciente. No caso da ELA, sendo a demência frontotemporal considerada como uma possível parte do espectro neurodegenerativo da doença, há potencial de comprometimento da autonomia com a eventual perda desta em um cenário de progressão de déficits cognitivos e de franco quadro demencial.

O *timing* da abordagem médica é, então, de grande relevância – a relativa precocidade do diálogo para a aferição de valores e construção de diretivas é importante no intuito de proteger a autonomia do paciente e evitar que as consequências da progressão da própria doença comprometam-na. Entendendo a importância de evitar o atraso desta abordagem, há recomendação de utilizar gatilhos associados a sinais, sintomas e/ou sofrimento psicológico, social ou espiritual para o início das discussões a respeito de diretivas e sobre o final de vida. Como outra forma de proteção, há a possibilidade da nomeação de um substituto ou procurador, que assume o lugar para a tomada de decisões a partir de um julgamento substitutivo em nome do paciente caso este não esteja em condições.

Alguns estudos trazem ainda uma outra problemática: evidências sugerem que pacientes com ELA podem apresentar certo grau de comprometimento de cognição social, com prejuízo dos domínios de reconhecimento e processamento emocional, tomada de decisão afetiva e empatia, com possível prejuízo do julgamento moral.

A individualização do olhar torna-se ainda mais relevante quando se aprofunda a discussão sobre a qualidade de vida do paciente com ELA. A maioria das escalas relacionam os maiores níveis de qualidade de vida com a capacidade funcional dos pacientes, o que, dentro do olhar cartesiano, simboliza necessariamente uma redução gradual desta à medida que há progressão da doença e agravamento do comprometimento das funções motoras. Essa avaliação objetiva deixa de lado, contudo, a resiliência e a capacidade adaptativa humana. Instrumentos individualizados de avaliação da qualidade de vida, como o Cronograma para Avaliação da Qualidade de Vida Individual (SEIQoL-DW) e o Cronograma para Avaliação do Significado de Vida (SMiLE), permitem a ampliação do olhar sobre a sua definição, pois levam em conta domínios relevantes para cada um e o significado da vida. Consideram a subjetividade e abarcam a complexidade inerente ao entendimento de qualidade de vida como a percepção geral de bem-estar – físico, psíquico e social.

A percepção de bem-estar e o nível de qualidade de vida podem variar de acordo com o momento da avaliação do indivíduo no decorrer da doença. Em momentos mais próximos do diagnóstico, pode haver uma grande percepção de redução da qualidade de vida, o que pode se justificar pelo impacto do diagnóstico em si e pelo entendimento do prognóstico, com diversos lutos associados e com o desencadeamento da sensação de impotência e vulnerabilidade. Por outro lado, em estágios mais avançados da doença, a despeito do declínio funcional, a avaliação subjetiva pode evidenciar altos índices de qualidade de vida em pacientes que apresentam recursos intrínsecos e extrínsecos de enfrentamento, o que dialoga com o conceito de "paradoxo do bem-estar" e contradiz avaliações puramente objetivas.

Considerações finais

Dentro da complexidade da ELA, o surgimento de questões éticas é quase que inerente ao curso da doença, o que torna a abordagem cautelosa de cada caso e a identificação de potenciais conflitos de valores de extrema relevância. Nesse sentido, torna-se evidente a necessidade de uma abordagem específica e treinada não apenas quanto ao aspecto biomédico da condição, mas também quanto à aferição de valores e suas especificidades dentro do contexto da ELA, discussões sobre o final de vida e a condução dos processos deliberativos. O estabelecimento de um adequado plano de cuidados perpassa a mediação de tais conflitos e a garantia da proteção da maior quantidade possível de valores envolvidos em cada caso.

Referências bibliográficas

ANDERSEN, P. M. *et al.* "EFNS task force on management of amyotrophic lateral sclerosis: guidelines for diagnosing and clinical care of patients and relatives. An evidence-based review with good practice points." *European Journal of Neurology*, 12 (12): 921-938, dez. 2005.

CONNOLLY, S.; GALVIN, M.; HARDIMAN, O. "End-of-life management in patients with amyotrophic lateral sclerosis." *The Lancet Neurology*, 14 (4): 435-442, abr. 2015.

CRESPI, C. *et al.* "Unraveling Moral Reasoning in Amyotrophic Lateral Sclerosis: How Emotional Detachment Modifies Moral Judgment." *Frontiers in Psychology*, 11: 1-8, 21 ago. 2020.

DANEL-BRUNAUD, V. *et al.* “Ethical considerations and palliative care in patients with amyotrophic lateral sclerosis: A review.” *Revue Neurologique*, 173 (5): 300-307, mai. 2017.

EISEN, A.; KRIEGER, C. “Ethical considerations in the management of amyotrophic lateral sclerosis.” *Progress in Neurobiology*, 110: 45-53, nov. 2013.

ELMAN, L. B.; MCCLUSKEY, L.; QUINN, C. “Clinical features of amyotrophic lateral sclerosis and other forms of motor neuron disease.” [s.l.]: [s.n.]. Disponível em: https://www.wolterskluwer.com/en/solutions/uptodate.

HARDIMAN, Orla *et al.* “Amyotrophic lateral sclerosis.” *Nature Reviews Disease Primers*, 3 (1): 1-19, 2017.

______; VAN DEN BERG, Leonard H. “Edaravone: a new treatment for ALS on the horizon?” *The Lancet Neurology*, 16 (7): 490-491, 2017.

LULÉ, D.; KÜBLER, A.; LUDOLPH, A. C. “Ethical Principles in Patient-Centered Medical Care to Support Quality of Life in Amyotrophic Lateral Sclerosis.” *Frontiers in Neurology*, 10: 1-8, 22 mar. 2019.

MASRORI, Pegah; VAN DAMME, Philip. “Amyotrophic lateral sclerosis: a clinical review.” *European Journal of Neurology*, 27 (10): 1918-1929, 2020.

MCCLUSKEY, L. “Amyotrophic Lateral Sclerosis: Ethical issues from diagnosis to end of life.” *NeuroRehabilitation*, 22 (6): 463-472, 28 dez. 2007.

MINISTÉRIO da Saúde. *Medicamentos para o tratamento da Esclerose Lateral Amiotrófica*. CONITEC, 2023.

MUKHERJEE, Debjani. “Recognizing psychological diversity in people with end-stage amyotrophic lateral sclerosis.” *AMA Journal of Ethics*, 17 (6): 530-534, 2015.

OLIVER, D.; BORASIO, G. D.; JOHNSTON, W. *Palliative Care in Amyotrophic Lateral Sclerosis: from Diagnosis to Bereavement*. 3. ed. Oxford: Oxford University Press, 2014.

ORSINI, Marco *et al.* “Esclerose Lateral Amiotrófica: Novas possibilidades terapêuticas em um arcabouço fisiopatológico ainda em construção.” *Revista Brasileira de Neurologia*, 53 (4): 27-37, 2017.

RIBEIRO, Francisca Laudênia Vieira *et al.* "A comunicação alternativa como suporte a indivíduos com esclerose lateral amiotrófica." *Research, Society and Development*, 10 (15): 1-10, 2021. Disponível em: https://rsdjournal.org/index.php/rsd/article/download/23243/20583/280787#:~:text=A%20Comunica%C3%A7%C3%A3o%20Alternativa%20Ampliada%20(CAA,a%20continuidade%20das%20atividades%20cotidianas.

SCULL TORRES, M. "La observancia de la bioética en el cuidado paliativo de enfermos con esclerosis lateral amiotrófica." *Persona y Bioética*, 23 (1): 111-121, 26 jun. 2019.

ZOBOLI, Elma. "Tomada de decisão em bioética clínica: casuística e deliberação moral." *Revista Bioética*, 21: 389-396, 2013.

Sigilo médico e risco de suicídio

Amanda Gonçalves

Introdução

O suicídio é uma questão de saúde pública no Brasil. Acontece uma morte por suicídio a cada 45 minutos em média e, em muitas populações e grupos, está aumentando. Esse tema toca profundamente num dos princípios entendidos como mais naturais do ser humano: a autopreservação. Nos faz questionar algumas pressuposições sobre moral, bioética, medicina e direito. Como fenômeno estuário da cultura, da sociedade, e capturado também por cartografias da medicina e da psicologia, seus meandros não se esgotam facilmente. Neste capítulo, procuraremos tratar da interface entre o sigilo médico e o risco de suicídio de um ponto de vista psiquiátrico e legal.

Desenvolvimento do suicídio

Uma das definições possíveis de suicídio é o ato de causar a própria morte intencionalmente. É um ato tingido por diferentes matizes em diferentes culturas. Na Grécia Antiga, como ficou famoso no suicídio por cicuta de Sócrates, era considerado o exercício racional de um direito pessoal. No Japão feudal, o suicídio ritual ou *harakiri* era considerado uma alternativa justa à desgraça ou à execução frente a uma derrota em guerra, ecos que ainda se ouviam na ação dos pilotos *kamikaze* japoneses na Segunda Guerra Mundial. No século XVIII, considerou-se que a obra *Os Sofrimentos do Jovem Werther*, que narra, entre outas coisas, o suicídio do protagonista romântico que dá nome ao livro, teria inspirado muitos jovens da época a fazerem o mesmo. Consequência disso é o que denominamos hoje como "Efeito Werther": o aumento de casos de suicídio após a divulgação de suicídio de alguma celebridade ou artista famoso. A partir da segunda metade do século XX, começou a ser mais fortemente associado a transtornos mentais, o que motivou esforços mais contundentes em sua prevenção no âmbito da saúde pública. Mais recentemente, existe inclusive o conceito de suicídio medicamente assistido, ou eutanásia, em determinados países, para pacientes com condições terminais de saúde ou que expressam desejo de morrer. Em muitas religiões, é considerado uma transgressão a ser punida com as mais variadas consequências, e em algumas culturas e épocas, era tipificado inclusive como crime.

De um ponto de vista psiquiátrico, o suicídio é a ponta do iceberg de comportamentos autoagressivos. Estima-se que o número de tentativas de suicídio supera em cerca de 10 vezes as mortes, de fato, por essa causa. Em camadas mais profundas desse iceberg, existem todos os comportamentos que podemos considerar parassuicidas, como: um paciente transplantado que deixa de tomar voluntariamente suas medicações imunossupressoras, ou o indivíduo que dirige embriagado, ou mesmo aquele que, sabendo-se portador de doença coronariana e de dislipidemia, mantém um estilo de vida sedentário e sem mudanças dietéticas com alto risco de evolução para um desfecho letal ou incapacitante.

É possível questionar o ponto de corte do que consideramos comportamentos negligentes, comportamentos de risco, comportamentos parassuicidas ou comportamentos de fato suicidas. O que nos interessa discutir aqui são esses últimos, que definimos como comportamentos autoagressivos de alta letalidade. Em uma pesquisa de 2009 realizada em Campinas, pela análise de dados de 515 participantes, viu-se que ao longo da vida 17% das pessoas haviam pensado seriamente em pôr fim à própria vida, 5% haviam elaborado um plano suicida e 3% tinham, de fato, tentado suicídio. Nos últimos 12 meses, as prevalências de ideação, planejamento e tentativa tinham sido de 5,3%, 1,9% e 0,4%. Dessa forma, constatamos que a ideação suicida não é tão infrequente, especialmente se considerarmos a população que procura um serviço de saúde por motivos gerais, com queixas agudas ou crônicas de saúde.

O impacto de um suicídio é imensurável. Além da vida do próprio indivíduo que é interrompida, há impactos para todas as pessoas que o rodeiam. É mister para profissionais de saúde e, nesse caso, para médicos e especialmente psiquiatras, ao avaliarem um paciente, conseguirem estratificar o risco de suicídio presente. E, de acordo com o risco (baixo, médio ou alto), estabelecerem as condutas cabíveis. É importante, mas difícil, entender que o risco de suicídio nunca é zero: por mais baixo que seja, e por mais fatores de proteção e poucos fatores de risco que haja, é um ato a que qualquer ser humano está sujeito ao longo de sua vida.

Não há escalas disponíveis hoje que ajudem a prever de forma fidedigna o risco de um paciente cometer suicídio, muito embora existam algumas delas disponíveis para auxiliar na estratificação de risco. A decisão de, por exemplo, internar ou não um paciente por risco de suicídio, ou mesmo de convocar a família para uma observação mais próxima, cabe ao profissional de saúde.

De forma geral, as escalas e a experiência clínica convergem para alguns fatores que, se presentes, aumentam o risco de uma tentativa se completar. O primeiro e mais importante fator é o antecedente prévio de tentativa de suicídio. Em seguida, temos alguns outros fatores de risco, entre os quais pode-se citar a presença de transtornos mentais (especialmente se não controlados), histórico familiar de transtornos psiquiátricos, fatores sociodemográficos (sexo masculino, ser solteiro, viúvo ou divorciado, ser parte de grupos minoritários), fatores psicossociais (isolamento, ter sido vítima de abuso físico ou sexual e falta de apoio social) e outros (acesso a meios letais, presença de doenças físicas graves, relação terapêutica frágil).

Sabemos que nem sempre é fácil, e nem sempre é necessário, investigar ativamente o risco de suicídio numa consulta ou em uma interação entre o profissional da saúde e o paciente. Questionar um paciente sobre ideação suicida, ao contrário do que antes se acreditava, não aumenta seu risco de suicídio e, pelo contrário, abre a possibilidade para que se fale sobre o assunto e pode até ajudar o paciente a estabelecer uma primeira ponte de comunicação e de descompressão desse sofrimento. Entretanto, nem sempre é fácil para a maioria dos profissionais de saúde se sentir confiante para, em primeiro lugar, tocar no assunto, em segundo lugar, saber quando deve se tocar nesse assunto e, em seguida, saber de que forma fazê-lo.

A primeira barreira encontrada é a autopercepção do próprio profissional e sua predisposição interna de lidar com tal assunto. Sabemos que o tema do suicídio é um tabu, e não é incomum que os médicos e profissionais de saúde tenham medo e resistência em lidar com o assunto. Podem não perceber essa demanda do paciente que lhes chega, ou, se percebem, preferem não entrar nesse tema por sensação de falta de preparo de como manejar a situação, medo das responsabilidades legais que tal situação ocasiona, e a dificuldade pessoal de acolher alguém com essa demanda. Ao contrário da sabedoria popular de que "quem comete suicídio não fala sobre isso", sabemos que a pessoa suicida dá avisos, e muitas vezes pede ajuda entre o início da ideação e a consumação do ato. Qualquer momento nesse intervalo que possa resultar em diálogo, vínculo, orientação e intervenção pode ser útil.

A segunda barreira consiste na dúvida sobre em qual momento deve-se tocar no assunto. Seria incomum numa consulta de rotina, mesmo de saúde mental, perguntar sobre ideação suicida a um paciente em tratamento estável, com bom vínculo e com percepção de risco baixo. Porém, algumas situações de sofrimento físico, psíquico e social, bem como a identificação de alguns dos fatores de risco citados acima, podem dar indicações de quando prosseguir com a investigação sobre esse tema. O *feeling* clínico incapturável com escalas, esse diapasão sensível da humanidade compartilhada, e afinado pelo conhecimento relacional acumulado ao longo da prática profissional, também pode ser um bom indicador, em conjunto com os dados objetivos, para iniciar o questionamento sobre a ideação suicida.

A terceira barreira diz respeito a como poder se aproximar e investigar essa situação tão angustiante. A forma como o médico se aproxima do paciente para tratar disso pode ser fundamental na abertura ou fechamento desta porta. A pergunta "Você quer se matar?" pode deixar o paciente suicida ainda mais envergonhado de suas vivências e fechar o possível contato e cuidado que poderiam ser daí provenientes. Já perguntas mais abertas, como "Numa situação como a que você está passando, muitos pacientes me contam que sofrem muito e que até passa pela cabeça a vontade de sumir, ou fugir por um tempo. Isso já aconteceu com você alguma vez?", tendem a abrir o campo para uma interação mais transparente e menos estigmatizante. O grau de abertura do paciente ao médico e vice-versa também dependerá de em qual cenário se encontram (se num pronto-socorro abarrotado, numa unidade de internação hospitalar, num quarto de enfermaria compartilhado, ou num consultório privado, por exemplo).

Outro fator importante é a relação prévia entre médico e paciente: acabaram de se conhecer ou já fazem um acompanhamento juntos há muitos anos? De forma geral, um caminho possível é inicialmente fazer perguntas abertas que auxiliem o paciente a construir alguma narrativa, e depois perguntas mais fechadas sobre frequência e intensidade das ideações, natureza mais passiva ou ativa da ideação (ser atropelado versus tomar overdose de medicações, por exemplo), e então questionar a presença e estruturação do planejamento suicida e de fatores de proteção e de risco percebidos pelo próprio paciente. Não falar sobre a questão não é reduzir o risco, é negá-lo. Por isso, saber minimamente como abordar esse tema com empatia e cuidado é uma habilidade de qualquer profissional de saúde, e não somente dos profissionais de saúde mental.

Sigilo médico

O sigilo médico é um instrumento de proteção à privacidade do paciente, e que assegura a confidencialidade de dados obtidos através da anamnese, exame físico e exames complementares. Diz o Código de Ética Médica do CFM, no artigo 73, que é vedado ao médico: revelar fato de que tenha conhecimento em virtude do exercício de sua profissão, salvo por motivo justo, dever legal ou consentimento, por escrito, do paciente. O sigilo médico é um dos pilares da relação terapêutica entre médico e paciente por assegurar que os dados obtidos na conversa entre as duas partes não sejam abertos para terceiros, o que ocasiona uma maior segurança do paciente, um aumento de confiança na relação e, por consequência, uma maior abertura sobre os dados biográficos e clínicos do paciente ao profissional, que ajudarão o médico a estabelecer um vínculo mais autêntico e a ter uma maior riqueza de informações disponíveis para definir de forma mais clara as suas hipóteses diagnósticas, tratamentos, prognóstico e orientações ao paciente. Sabemos que a qualidade do vínculo terapêutico médico-paciente está diretamente ligada à possibilidade de sucesso dos tratamentos, e também à sensação de confiança e conforto que essa relação profissional abarca.

Legalmente, algumas situações específicas justificam a quebra de sigilo pelo profissional médico. Citando o Código de Ética Médica: "Em algumas situações excepcionais, o Código de Ética Médica definiu que o sigilo médico poderá ser quebrado e reveladas as informações obtidas durante a relação profissional: motivo justo, dever legal e consentimento, por escrito, do paciente (art. 73)". Como "motivo justo", poderia incluir-se a iminência de um suicídio, com a quebra de sigilo objetivando impedir a ocorrência desse ato e, assim, proteger a vida do paciente. Dessa forma, estaria autorizada a quebra do sigilo.

Como vimos, o suicídio é a ponta de um iceberg, e as tentativas superam em muito as mortes por suicídio. A grande maioria das pessoas tem ideação sem nunca ter uma tentativa. Vimos também que nem sempre é fácil acessar a ideação e o planejamento suicidas de um paciente, esbarrando em barreiras pessoais dos profissionais, da técnica de entrevista e diálogo, e também do cenário onde o encontro se dá. Também não há escalas objetivas fidedignas que ajudem a estratificar o risco de um paciente cometer suicídio. Por conta disso, o acesso ao material clínico, biográfico e interpessoal, bem como a estratificação de risco da possibilidade de suicídio, são, mormente, fruto do julgamento clínico do médico que avalia, que, com o conhecimento técnico e intersubjetivo, informado também dos valores do paciente que está à sua frente e do contexto social em que o paciente está inserido, deve decidir a melhor conduta a ser tomada.

Dificilmente há uma conduta correta ou ideal, mas sim condutas possíveis que englobam diferentes aspectos do risco e das medidas de intervenção possíveis em cada caso, seja de acesso a outros tratamentos, seja do tipo de círculo social do paciente, da situação de vulnerabilidade social e do próprio vínculo entre médico e paciente.

Além dessa questão do sigilo, hoje no Brasil, de acordo com a lei 13.819 de 2019, devem ser de notificação compulsória os casos de violência autoprovocada, que abrangem as situações de automutilação, tentativas de suicídio e suicídio consumado. Há críticas a essa lei, pois sabemos, por exemplo, que a automutilação pode ter várias funções, e não só ser o prenúncio ou indicador de ideação suicida. Pode servir como forma de regulação emocional ou comunicação de sofrimento emocional, por exemplo.

Situações clínicas

Num cenário ideal, com bom vínculo e aliança terapêutica e com o consentimento do paciente, em caso de alto risco poderão ser tomadas as devidas medidas - sejam elas a internação hospitalar, sejam medidas farmacológicas e comportamentais –, os devidos encaminhamentos ou a quebra da confidencialidade com a anuência do paciente, convocando ou avisando familiares, amigos ou pessoas da rede de suporte dele e informando-os dos riscos presentes e das formas de contornar esses riscos através das medidas citadas acima.

Em um cenário intermediário, o bom vínculo e aliança terapêutica estão presentes, mas os recursos terapêuticos e o círculo social estão muito diminuídos; o paciente sente-se inseguro e envergonhado de convocar alguém de sua rede de suporte para conversar, junto com o médico, sobre o risco alto de suicídio e as medidas cabíveis para mitigar essa situação. Com boa comunicação e profissionalismo, o médico pode, em conjunto com o paciente, verificar que é mais seguro e adequado para a sua segurança que haja outras pessoas também cientes e envolvidas no cuidado, com a concordância do paciente na abertura dessas informações a terceiros.

Em um cenário menos ideal, temos: o risco de suicídio percebido como alto pelo profissional, um vínculo vicariante, com poucos recursos de tratamento, encaminhamento e cuidado disponíveis, e o paciente não concordando com a abertura das informações clínicas a terceiros. Mesmo com diálogo, exposição das justificativas da necessidade da quebra de sigilo e compartilhamento do risco com pessoas próximas ao paciente, este se nega a envolver outras pessoas. O que fazer? Nesse caso, com bom embasamento clínico e reflexão, o médico está autorizado a proceder com a quebra de sigilo, convocando pessoas da rede do paciente, ou mesmo de internação involuntária, pois trata-se de uma situação de risco à vida. Nesse ponto, é necessário um bom julgamento clínico, porque deve-se pesar o risco de o suicídio concretizar-se versus o risco da quebra de vínculo entre profissional e paciente. Também nesses casos está indicada, quando possível, uma avaliação psiquiátrica ou um encaminhamento para um serviço onde seja possível realizá-la.

No caso de tratar-se de transtorno mental, deve ser feita uma boa anamnese, e a identificação de possíveis hipóteses diagnósticas. Em quadros como o de transtorno de personalidade *borderline*, há uma prevalência de 90% de pelo menos uma tentativa de suicídio ao longo da vida, e cerca de 10% dos pacientes com esse quadro tem o suicídio como causa de morte, muito embora alguns estudos mostrem que a internação hospitalar não ajuda a médio e longo prazo. Quadros mistos de transtorno bipolar também são associados a um maior risco de suicídio.

Por outro lado, o vínculo entre médico e paciente e o sigilo médico podem ser um dos principais pontos de suporte do paciente e o fator de adesão ao tratamento e manutenção da vida. A quebra do sigilo pode significar uma quebra do vínculo com o profissional e muitas vezes com os próprios serviços de saúde, o que se traduziria em um menor suporte e, consequentemente, em um menor contato com o cuidado em saúde e, paradoxalmente, em um maior risco de um suicídio se completar futuramente. Em um estudo realizado com 66 pacientes de psicoterapia nos EUA, 70% deles disseram ter medo de falar sobre sua ideação suicida na terapia, por medo de impactos práticos não desejados, como hospitalização, medicação e impactos na carreira. Esses dados dão um possível direcionamento inclusive de quais medos e receios abordar quando falamos sobre a possibilidade de quebra do sigilo em situações de alto risco de suicídio. Há muitas bifurcações possíveis até a chegada ao ponto em que a única opção é a quebra do sigilo com convocação de familiares ou internação involuntária.

Considerações finais

O suicídio é uma questão atual e presente na rotina dos profissionais de saúde. Sempre que possível, deve-se buscar um caminho, junto ao paciente, para o cuidado e controle do risco, eventualmente com o compartilhamento deste com pessoas próximas e a elaboração e reforço da rede de cuidado, envolvendo um círculo social e o acionamento da rede de saúde disponível. Na maioria das vezes, isso é possível. Quando não é, deve-se pesar o risco da quebra do sigilo, que pode efetivamente impedir o suicídio naquele momento em contraposição aos riscos futuros dessa quebra: rompimento do vínculo e desconfiança dos serviços de saúde. Uma equação complexa e sem respostas simples, a ser respondida constantemente e de forma diligente em cada atendimento e em cada contato com pessoas suicidas, calcada no conhecimento técnico e no respeito aos valores presentes em cada situação.

Referências bibliográficas

BLANCHARD, M.; FARBER, B. A. "'It is never okay to talk about suicide:' patients' reasons for concealing suicidal ideation in psychotherapy." *Psychotherapy Research*, 30 (1): 124-136, 2020.

BOTEGA, J. N. *Crise Suicida: Avaliação e Manejo*. Porto Alegre: Artmed, 2022.

______; MARÍN-LEÓN, L.; OLIVEIRA, H. B.; BARROS, M. B. A.; SILVA, V. F.; DALGALARRONDO, P. "Prevalências de ideação, plano e tentativa de suicídio: um inquérito de base populacional em Campinas, São Paulo, Brasil." *Cadernos de Saúde Pública*, 25 (12): 2632-2638, 2009.

BRASIL. "Lei nº 13.819, de 26 de abril de 2019." Secretaria-Geral, 2019. Disponível em: https://www.planalto.gov.br/ccivil_03/_ato2019-2022/2019/lei/l13819.htm.

______. *Prevenção do Suicídio – Manual dirigido a profissionais das equipes de saúde mental*. Ministério da Saúde, 2006. Disponível em: https://www.nescon.medicina.ufmg.br/biblioteca/imagem/1241.pdf.

CLÍNICA Psiquiátrica. *Os fundamentos da psiquiatria*. Barueri: Editora Manole, 2020.

CONSELHO Federal de Medicina. *Código de Ética Médica* (Resolução CFM no. 1.931). Brasil, 17 set. 2009.

______. *Código de processo ético-profissional* (Resolução CFM no. 2.023). Brasil, 20 ago. 2013.

INFORMATIVO DANT/CEVS/SES. "Orientação para preenchimento da Ficha de Notificação Individual de Violência Interpessoal/Autoprovocada." SINAM, 2019. Disponível em: https://www.cevs.rs.gov.br/upload/arquivos/201902/08132627-ficha-de-notificacao-individual-de-violencia-interpessoal-autoprovocada.pdf.

LIMA, L. M. D.; SILVA, D. V. D.; SILVA, D. R.; SPINI, M. R.; RASERA, E. F. "The meanings and practices regarding self-mutilation in the brazilian educational context: a systematic review." *Psicologia Escolar e Educacional*, 27: 1-11, 2023.

MILLER, M.; REDLEY, M.; WILKINSON, P. O. "A qualitative study of understanding reasons for self-harm in adolescent girls." *International Journal of Environmental Research and Public Health*, 18 (7): 1-16, 2021.

PARIS, J. "Suicidality in borderline personality disorder." *Medicina*, 55 (6): 223, mai. 2019.

RHODES, Rosamond; FRANCIS, Leslie; SILVERS, Anita. *The Blackwell Guide to Medical Ethics* (2008). New Jersey: Wiley, 2020.

ROCHA, G. D. P.; ARAÚJO FILHO, G. M. D.; ÁVILA, L. A. "Las actitudes de médicos y estudiantes de medicina sobre los pacientes con ideación suicida." *Revista Bioética*, 28: 344-355, 2020.

VILLAS-BÔAS, M. E. "El derecho-deber de sigilo en la protección al paciente." *Revista Bioética*, 23: 514-525, 2015.

TURECKI, G.; BRENT, D. A. "Suicide and suicidal behaviour." *The Lancet Neurology*, 387: 1227-1239, 2016.

Aplicação dos princípios da bioética na relação entre o médico veterinário e o animal

Camila Kitazawa Cortez

Os animais hoje fazem parte de um número considerável das famílias brasileiras. O aumento de clínicas veterinárias, *pet shops* e hotéis *petfriendly* e o aquecimento deste mercado demonstram a relevância do tema.

Estima-se que o Brasil tenha a segunda maior população de cães, gatos e aves em todo o mundo. É o terceiro maior país em população total de animais de estimação. São 54,2 milhões de cães, 23,9 milhões de gatos, 19,1 milhões de peixes, 39,8 milhões de aves e mais 2,3 milhões de animais domésticos/domesticados. O total é de 139,3 milhões dos chamados *pets*, o que demonstra a força potencial deste setor na economia brasileira.[1]

A relação de tutores e animais de estimação se estreitou e está diferente comparando-se a como era anos atrás. O animal é um membro da família multiespécie, com todas as regalias e mimos dignos de um ser humano.

A pandemia da Covid-19, em razão do isolamento social forçado, trouxe um aumento de 400% nas adoções de animais nos primeiros meses.[2] Este dado relevante impactou significativamente o aumento das relações entre humanos e animais nos últimos anos.

---

1 ABINPET. "Mercado Pet Brasil." Abinpet, 2019. Disponível em: https://abinpet.org.br/wp-content/uploads/2019/08/abinpet_folder_2019.pdf.

2 DRUMOND, Fernanda. "Cresce o número de pets adotados no Brasil durante a pandemia." *Casa e Jardim*, 4 out. 2021. Disponível em: https://revistacasaejardim.globo.com/Casa-e-Jardim/Dicas/Pets/noticia/2021/10/cresce-o-numero-de-pets-adotados-no-brasil-durante-pandemia.html.

Estamos, notoriamente, num movimento de mitigação da visão antropocentrista da espécie humana. O ser humano, definitivamente, é apenas mais um elemento do planeta, e não o elemento central.

Além disso, os movimentos em prol da proteção aos animais se ampliam e ganham protagonismo na defesa desses direitos. Para a realização de pesquisas em animais, inclusive, os critérios estão muito mais rigorosos e focados no bem-estar do animal.

Nesse contexto, as relações dos tutores, criadores e médicos veterinários com os animais adquirem um novo status. Cuidar de um animal hoje é como cuidar do ente da família de alguém ou, quem sabe, da única relação de afeto de um ser humano.

No entanto, quando se busca uma referência sobre o assunto, verifica-se que o tema ainda é pouco explorado, ou seja, não houve evolução no conceito do animal como paciente.

Não se pode conceber mais a ideia simplista de identificação do animal como coisa. O status de "coisa" sequer está sendo considerado nesse debate, já que, se assim o fosse, não haveria dúvida sobre a legitimidade do tutor ou criador para decidir sobre o destino do animal.

Para o Código Civil Brasileiro, o animal possui a natureza jurídica de bem móvel.[3] Não é dessa forma, contudo, que uma parcela da sociedade encara a relação do ser humano com o animal, seja ele doméstico ou não, tampouco deve ser esta a visão do profissional de saúde.

A relação entre o humano e o animal já ultrapassa dimensões de empatia, compaixão, amor, tolerância e solidariedade absolutamente incompatíveis com a definição de "coisa".

---

3 Art. 82. São móveis os bens suscetíveis de movimento próprio, ou de remoção por força alheia, sem alteração da substância ou da destinação econômico-social ("Art. 82 da Lei nº 10.406 | Código Civil de 2002, de 10 de janeiro de 2002." Disponível em: https://www.jusbrasil.com.br/topicos/10724411/artigo-82-da-lei-n-10406-de-10-de-janeiro-de-2002).

Vale a lembrança de que, numa História não tão distante, escravos, mulheres e crianças, em sua condição de grupos desprivilegiados, eram considerados coisas.

No Poder Judiciário, já há precedentes em que o animal foi reconhecido como titular da ação, corroborando a afirmação de que o conceito de "casa" já não o abarca mais. O caminho para o reconhecimento da legitimidade dos animais já teve seu início traçado, mas depende de muito esforço para avançar.

Fazendo um paralelo com pacientes humanos, estes gozam de autonomia a partir do momento em que adquirem discernimento e poder de entendimento. Para o campo específico da saúde, avoca-se o princípio bioético da autonomia, que, para ser exercido em sua completude, depende do preenchimento de alguns requisitos.

Para Beauchamp e Childress (2013),[4] a autonomia é formada por 3 elementos: os elementos iniciais, que comportam a capacidade e a voluntariedade para decidir; os elementos de informação, compreendidos como revelação, recomendação e entendimento; e, por fim, o consentimento ou a recusa, quando o paciente decide em favor de um plano e autoriza sua execução.

A ausência de qualquer um desses elementos macula a autonomia manifestada pelo paciente por meio do consentimento ou da recusa.

O conceito de autonomia do ser humano, embora ainda muito atrelado à capacidade civil do indivíduo, não se baseia mais no critério etário de maneira absoluta. O discernimento e a capacidade de entendimento, independentemente da idade, são mais relevantes para a análise da capacidade e da autodeterminação.

O exercício da autonomia é uma garantia prevista na nossa Constituição Federal[5] e em várias Convenções e Tratados Internacionais. Possui

---

4 BEAUCHAMP, T. L.; CHILDRESS, J. F. *Princípios de Ética Biomédica*. 3. ed. São Paulo: Loyola, 2013.

5 BRASIL. *Constituição da República Federativa do Brasil de 1988*. Disponível em: http://www.planalto.gov.br/ccivil_03/constituicao/ConstituicaoCompilado.htm.

também menção expressa no Código de Ética Médica[6] e é reconhecido como um dos pilares para uma relação médico-paciente saudável.

A Declaração Universal sobre Bioética e Direitos Humanos é um desses pilares, o qual, após um longo aprofundamento histórico, prevê a autonomia e o consentimento como premissas existenciais do ser humano ao estabelecer:

> Artigo 5 – Autonomia e Responsabilidade Individual
>
> Deve ser respeitada a autonomia dos indivíduos para tomar decisões, quando possam ser responsáveis por essas decisões e respeitem a autonomia dos demais. Devem ser tomadas medidas especiais para proteger direitos e interesses dos indivíduos não capazes de exercer autonomia.
>
> Artigo 6 – Consentimento
>
> Qualquer intervenção médica preventiva, diagnóstica e terapêutica só deve ser realizada com o consentimento prévio, livre e esclarecido do indivíduo envolvido, baseado em informação adequada. O consentimento deve, quando apropriado, ser manifesto e pode ser retirado pelo indivíduo envolvido a qualquer momento e por qualquer razão, sem acarretar desvantagem ou preconceito.[7]

Essa problemática se desdobra nas situações em que o paciente não possui discernimento, compreensão – ou seja, capacidade para decidir.

Nas situações de urgência ou emergência em que há risco iminente de morte, há a dispensa do consentimento; da mesma forma, dispensa-se o consentimento do paciente quando validado por seu representante

---

6 CONSELHO Federal de Medicina. "Resolução nº 2.217, de 01 de novembro de 2018." CFM, 2018. Disponível em: https://sistemas.cfm.org.br/normas/visualizar/resolucoes/BR/2018/2217. Dispõe sobre o Código de Ética Médica.

7 UNESCO/SBB. "Declaração Universal sobre Bioética e Direitos Humanos." Trad. Ana Tapajós e Mauro Machado do Prado. Revisado por Volnei Garrafa. UNESCO/SBB, 2005. Disponível em: https://bvsms.saude.gov.br/bvs/publicacoes/declaracao_univ_bioetica_dir_hum.pdf. Tradução e revisão final sob a responsabilidade da Cátedra UNESCO de Bioética da Universidade de Brasília (UnB) e da Sociedade Brasileira de Bioética (SBB).

legal, já que não possui capacidade para consentir, seja pela tenra idade ou pela ausência de cognição.

Neste momento, é importante o entendimento de que, no conceito de representação legal, estão inseridos os pais do menor, tutores ou curadores. Membros da família de um paciente maior de idade, em que pese a perda momentânea ou definitiva do discernimento, não são considerados representantes legais desse paciente para os devidos fins.

Para que exista essa representação, é indispensável a manifestação expressa do paciente por meio de alguma forma válida (diretivas antecipadas de vontade, procuração, informação anterior ao médico) ou que haja determinação judicial (curadoria).

O vácuo existente para as situações de pessoas maiores de idade, sem representação legal e sem condições de expressarem sua vontade, seja porque estão desacordadas ou porque perderam seu discernimento, hoje é um dos grandes dilemas das organizações de saúde.

A condução mais comum para este caso, embora não seja a mais adequada, é a conversa com a família, para que esta substitua a manifestação de vontade do paciente e decida pelos próximos passos do tratamento.

Essa substituição não parece acertada, na medida em que o paciente não declarou que essas pessoas seriam aptas para decidir em seu nome. Ademais, partimos de premissas equivocadas e preconcebidas de que os familiares sabem necessariamente qual é a vontade daquele ente.

Nem todos os núcleos familiares são dotados de amor e de clareza para esse tipo de tema (aliás, acontece numa minoria quase insignificante de famílias), e, mesmo que o sejam, os laços fraternos e a dor do momento podem deturpar a análise do que é melhor para o paciente.

Da mesma maneira, deve-se questionar a substituição total e absoluta da vontade do paciente animal pela vontade de seus responsáveis.

Este é um dilema corriqueiro das organizações de saúde e busca-se um direcionamento para a prevalência do princípio da beneficência e não maleficência diante da impossibilidade do exercício da autonomia.

Não há como considerar a vontade da família como um substituto da vontade do paciente, portanto.

O médico, quando está diante do cenário em que um paciente não manifestou sua vontade prévia, tem o dever de buscar o melhor direcionamento com base na beneficência e não maleficência.

Para os animais, é possível utilizar analogicamente o raciocínio feito ao paciente humano sem capacidade de exercer sua autonomia, levando-se em consideração a vulnerabilidade e a ausência de manifestação de vontade expressa.

O estudo aqui proposto, embora possua poucas referências no âmbito acadêmico, pretende analisar o alcance do animal como detentor de capacidade e como sujeito de direitos, especialmente com relação ao tratamento de sua saúde.

Esse estudo procura ultrapassar a análise sob a ótica da proteção ao meio ambiente e aos animais, buscando identificar se é possível sustentar o respeito a uma liberdade subjetiva própria, já que com isso é identificada uma possível autonomia como ente individualizado.[8]

Se o animal, como visto, não pode exercer sua autonomia e manifestar a sua vontade, como deve proceder o médico veterinário? As lacunas existentes e a não exploração do tema hoje trazem um cenário instável sobre o melhor tratamento ao animal, o qual conta apenas com o bom senso dos seres humanos envolvidos.

A Declaração Universal dos Direitos dos Animais menciona a proteção do animal e atribui essa responsabilidade ao ser humano, o qual, em tese, deve fazer as vezes do animal no que tange à manifestação de vontade:

> Artigo 2º
>
> 1. Todos os animais têm o direito a serem respeitados.

---

8 MEDEIROS, Fernanda Luíza; CACHAPUZ, Maria Cláudia. *Autonomia e capacidade a animais não-humanos*. Florianópolis: CONPEDI, 2017. Disponível em: https://lume.ufrgs.br/handle/10183/201330.

2. O homem, como espécie animal, não pode exterminar os outros animais ou explorá-los violando esse direito; tem o dever de pôr os seus conhecimentos a serviço dos animais.
3. Todos os animais têm o direito à atenção, aos cuidados e à proteção do homem.[9]

O direcionamento da norma, embora deva ser respeitado, não respalda as situações em que o tutor ou criador devem decidir pelo melhor tratamento do animal. A previsão ampla deixa dúvidas substanciais quanto à melhor condução.

Questiona-se, primeiramente, se o tutor ou criador são legítimos, indistintamente, para decidirem pelo tratamento do animal. No mais, havendo divergência entre tutor ou criador e médico veterinário sobre o melhor tratamento para o animal, o que deve prevalecer?

Os hospitais veterinários contam, atualmente, com equipamentos de excelência, capazes de assistir os animais no mais alto nível, mas o limite da prestação dessa assistência não vem à baila. Se esse conceito não está maduro no âmbito da saúde do ser humano, quiçá no tratamento da saúde do animal.

Trata-se de uma reflexão filosófica, com base nos princípios da Bioética, no sentido de viabilizar a melhor assistência ao animal, inapto a expressar a sua vontade.

Uma das questões mais emblemáticas, e que ilustra muito bem esse debate, diz respeito à eutanásia em animais.

O Conselho Federal de Medicina Veterinária traz os critérios para a indução da cessação da vida animal:[10]

---

9 UNESCO/ONU. "Declaração Universal dos Direitos dos Animais – Unesco – ONU (Bruxelas – Bélgica, 27 de janeiro de 1978)." UNESCO/ONU, 1978. Disponível em: https://wp.ufpel.edu.br/direitosdosanimais/files/2018/10/DeclaracaoUniversaldosDireitosdosAnimaisBruxelas1978.pdf.

10 CONSELHO Federal de Medicina Veterinária. "Resolução nº 1.000, de 11 de maio de 2012." CFMV, 2012. Disponível em: http://ts.cfmv.gov.br/manual/arquivos/resolucao/1000.pdf. Dispõe sobre procedimentos e métodos de eutanásia em animais e dá outras providências.

I o bem-estar do animal estiver comprometido de forma irreversível, sendo um meio de eliminar a dor ou o sofrimento dos animais, os quais não podem ser controlados por meio de analgésicos, de sedativos ou de outros tratamentos;

II o animal constituir ameaça à saúde pública;

III o animal constituir risco à fauna nativa ou ao meio ambiente;

IV o animal for objeto de atividades científicas, devidamente aprovadas por uma Comissão de Ética para o Uso de Animais (CEUA);

V o tratamento representar custos incompatíveis com a atividade produtiva a que o animal se destina ou com os recursos financeiros do proprietário.

O último critério, previsto no inciso V, salta aos olhos. Estamos falando sobre a prevalência de interesses financeiros sobre a vida do animal?

Por essa diretriz, quando os recursos para manter o animal não compensam sua produtividade ou quando o proprietário não possui recursos financeiros compatíveis com o tratamento, é autorizada a eutanásia.

Um motivo vil, capitalista e egoísta pode basear o encerramento da vida de um animal. E a legislação permite essa atrocidade.

A sociedade deve aos animais a ampliação desse debate e mudanças de paradigmas, mediante a inserção do animal no centro do cuidado, em paridade com o tratamento conferido ao ser humano, reconhecendo-se sua vulnerabilidade e lhe trazendo a proteção devida.

É imperioso que se empregue esforços no sentido de conscientizar os profissionais responsáveis pela saúde do animal, bem como os tutores, de que o melhor tratamento a ser aplicado deve ser decidido, prioritariamente, com base no que for melhor ao animal (beneficência e não maleficência).

De acordo com o modelo proposto no cenário atual, as chances de que prevaleça o que for melhor ao ser humano tutor e não à saúde do animal são enormes, já que este não está apto a manifestar sua vontade.

Em que pese ter ocorrido uma evolução na relação entre o ser humano e o animal saudável, há um limbo na discussão do animal enquanto paciente.

A autonomia de vontade dos tutores tem um maior peso na decisão do melhor tratamento do animal, numa balança em que a beneficência e a não maleficência têm peso inferior.

Dessa maneira, a inclusão dos princípios da bioética como premissas a serem consideradas na proteção da saúde do animal poderão agregar valor no exercício da profissão do médico veterinário e, principalmente, na priorização dos interesses do animal.

Referências bibliográficas

BEAUCHAMP, T. L.; CHILDRESS, J. F. *Princípios de Ética Biomédica*. 3. ed. São Paulo: Loyola, 2013.

BERLINGUER, G. *Bioética Cotidiana*. Brasília: UnB, 2004.

BRASIL. *Constituição da República Federativa do Brasil de 1988*. Disponível em: http://www.planalto.gov.br/ccivil_03/constituicao/ConstituicaoCompilado.htm.

______. "Lei Federal nº 10.406, de 10 de janeiro de 2002." Secretaria-Geral, 2002. Disponível em: https://legislacao.presidencia.gov.br/atos/?tipo=LEI&numero=10406&ano=2002&ato=ac5gXVE5ENNpWT07a.

CARVALHO, Patricia; LOPES, Antonio; CORTEZ, Camila; PEREIRA, Gabriel; BRANDÃO, Luciano. *Direito Médico: Temas atuais*. Curitiba: Ed. Juruá, 2019.

COHEN, Claudio; OLIVEIRA, Reinaldo. *Bioética, Direito e Medicina*. 1. ed. Barueri: Manole, 2020.

CONSELHO Federal de Medicina. "Resolução nº 2.217, de 01 de novembro de 2018." CFM, 2018. Disponível em: https://sistemas.cfm.org.br/normas/visualizar/resolucoes/BR/2018/2217.

CONSELHO Federal de Medicina Veterinária. "Resolução nº 1.000, de 11 de maio de 2012." CFMV, 2012. Disponível em: http://ts.cfmv.gov.br/manual/arquivos/resolucao/1000.pdf.

DINIZ, M. H. *O Estado atual do biodireito*. 9. ed. São Paulo: Saraiva, 2014.

FERREIRA, Bruna. "Estudos Humano-Animal: agência moral e brincadeira animal." *Revista Direito e Práxis*, 9 (4): 2360-2381, 2018.

SEGRE, M.; COHEN, C. *Bioética*. 3. ed. São Paulo: Edusp, 2008.

UNESCO/ONU. "Declaração Universal dos Direitos dos Animais – Unesco – ONU (Bruxelas – Bélgica, 27 de janeiro de 1978)." UNESCO/ONU, 1978. Disponível em: https://wp.ufpel.edu.br/direitosdosanimais/files/2018/10/DeclaracaoUniversaldosDireitosdosAnimaisBruxelas1978.pdf.

UNESCO/SBB. "Declaração Universal sobre Bioética e Direitos Humanos." Trad. Ana Tapajós e Mauro Machado do Prado. Revisado por Volnei Garrafa. UNESCO/SBB, 2005. Disponível em: https://bvsms.saude.gov.br/bvs/publicacoes/declaracao_univ_bioetica_dir_hum.pdf.

PARTE II

Bioética em decisões difíceis

Método ético clínico de tomada de decisões em Cuidados Paliativos. Escala Bioética de Riscos (EBR)

Josimário Silva e Denise Swei Lo

Introdução

Na prática médica, é comum surgirem conflitos morais oriundos de opiniões e percepções divergentes sobre práticas diagnósticas e terapêuticas. Essas situações tornam as tomadas de decisões mais difíceis e podem ser moralmente questionadas. Em medicina, os conflitos estão essencialmente relacionados a valores. Diante disso, quando há conflitos entre esses valores, que em tese precisam ser protegidos, torna-se necessário aplicar métodos éticos que possam consubstanciar as decisões a serem tomadas. O método apresentado constitui mais uma ferramenta ou balizador ético para ser aplicado diante de situações complexas, como, por exemplo, em cuidados paliativos.

Fundamentação

A assistência em cuidados paliativos é permeada de situações éticas que impactam as decisões a serem tomadas, em função de ser um modelo de assistência que lida com pessoas acometidas por doenças ameaçadoras à continuidade da vida, em distintas fases da evolução da doença incurável, que evolui causando muito sofrimento ao núcleo "paciente e família". A fase mais permeada de problemas éticos geralmente ocorre nas decisões onde a doença está avançada, com mau prognóstico e elevado sofrimento emocional. Nesse contexto da doença, frequentemente surgem cenários de ambiguidades e incertezas sobre a realização e a continuidade ou não de determinadas intervenções, o que torna o contexto clínico altamente suscetível à instalação de conflitos morais.

A bioética clínica vem subsidiando a reflexão necessária para a elaboração de modelos ou estratégias éticas que possam auxiliar o profissional nas tomadas de decisões. O modelo de análise bioética mais universalmente aplicado é o principialismo, introduzido em 1979 (Beauchamp e Childress, 2002). Estes autores lançaram os quatro princípios fundamentais que devem permear as decisões bioéticas e que têm a mesma importância hierárquica – ou seja, que são *prima facie*.

A expressão *prima facie* é de origem latina e significa "à primeira vista" ou "à primeira impressão". A sua origem etimológica é a junção das palavras *primus*, que significa "primeiro", e *facies*, que significa "forma exterior" ou "aparência". Este conceito foi proposto por Sir David Ross em 1930. Ele propunha que não há, nem pode haver, regras sem exceção. O dever *prima facie* é uma obrigação que se deve cumprir, a menos que ela entre em conflito, numa situação particular, com um outro dever de igual ou maior porte. Ou seja, um dever *prima facie* é obrigatório, salvo quando for sobrepujado por outras obrigações morais simultâneas. Esta proposta já havia sido utilizada pelo Tribunal Constitucional Alemão (Goldin, 2024).

O modelo principialista da bioética é composto por quatro princípios fundamentais, e eles são os balizadores éticos para as tomadas de decisões, sendo eles: autonomia, beneficência, não maleficência e justiça. No entanto, esses princípios podem ser conflitantes e a aplicação prática deles pode ser limitada diante da resolução de um problema real. Aproximadamente um em cada três profissionais da área da saúde experimentam a síndrome de *burnout*, também conhecida como a síndrome do esgotamento profissional, em algum momento da carreira trabalhista, e as tomadas de decisões que geram conflitos morais contribuem sobremaneira para o adoecimento emocional do profissional (De Hert, 2020).

A subjetividade na avaliação de valores em conflito, as expectativas irrealistas de pacientes e familiares, a falta de consenso da equipe assistencial em relação ao plano terapêutico e a necessidade da tomada de decisões controversas são alguns dos fatores que contribuem para o nível crescente de exaustão física, mental e emocional em profissionais da área da saúde (Khanian, 2024).

Outro modelo utilizado é o deliberativo, proposto pelo Professor Diego Gracia. No Brasil, esse método vem sendo progressivamente aplicado pelos profissionais e vem ganhando espaço nas tomadas de decisões que envolvem conflitos morais. Esse método baseado em fatos, valores e deveres consegue desconstruir uma lógica cartesiana e proporcionar uma análise mais ampliada do problema moral. Além disso, ajuda os profissionais a elegerem cursos intermediários importantes, o que facilita sobremaneira a resolução de conflitos, conseguindo superar a visão dilemática que coloca normalmente duas alternativas totalmente opostas, induzindo o tomador da decisão a escolher uma alternativa como a correta e descartar a outra alternativa por entender ser errada. Mas o grande desafio é proteger todos os valores que estão em conflito e não escolher aquele valor que melhor lhe convier (Gracia, 2019).

No método principialista, via de regra, dois valores ou princípios se opõem, dificultando uma tomada de decisão prudente. Casos reais com conflitos morais demandam deliberações práticas e prudentes. Os métodos ajudam na construção do pensamento, na busca de promover a melhor assistência possível em consonância com os valores do paciente e demais envolvidos. E o paciente, muitas vezes fragilizado pela doença, afetado em todas as suas dimensões humanas, nem sempre consegue expressar suas vontades e demonstrar sua escala de valores. Então, cabe ao profissional ter habilidades desenvolvidas e aplicar os métodos éticos clínicos para proteger o máximo de valores ou lesar o menos possível (Gracia, 2019).

Pela pluralidade cultural, é importante utilizar os instrumentos éticos de acordo com a realidade e a habilidade do tomador de decisões. O método desenvolvido tem por objetivo orientar o profissional da saúde na tomada de decisões difíceis, podendo ser aplicado em colaboração com o método deliberativo ou até mesmo independentemente deste ou de qualquer outro método ético de tomada de decisão (Silva, 2024).

Vamos exemplificar com um caso clínico no contexto dos cuidados paliativos, com a aplicação dos métodos principialista, da deliberação moral e da escala bioética de riscos.

Caso Clínico: Sr. Antônio e os Dilemas Bioéticos

Histórico Clínico

Sr. Antônio, 84 anos, é um aposentado diagnosticado com doença de Alzheimer em estágio avançado. Ele mora com sua filha, Joana, de 50 anos, que deixou o emprego para se dedicar integralmente aos cuidados com o pai. Antônio tem dificuldade para se comunicar verbalmente, está acamado na maior parte do tempo e depende totalmente de terceiros para as atividades diárias, incluindo alimentação, higiene e mobilidade. No atual estágio, apresenta como escala *Palliative Performance Scale* (PPS): 20%.

Nos últimos meses, ele apresentou episódios de infecções urinárias recorrentes e úlceras (feridas) por pressão, apesar dos esforços de Joana para manter os cuidados domiciliares. Durante a última internação, a equipe médica discutiu a possibilidade de intervenções mais invasivas, como o uso de uma sonda vesical de longa permanência e uma gastrostomia endoscópica percutânea para alimentação, devido à disfagia severa.

Contexto Familiar

Joana relata que seu pai ficou viúvo há 5 anos e que era muito companheiro da sua mãe. Eles frequentavam uma comunidade religiosa juntos aos domingos e ele esperava unir-se à esposa novamente um dia. Antes do diagnóstico, ele sempre dizia que não queria "ser um peso para ninguém" e que preferia uma morte natural a ser mantido vivo com "máquinas e tubos".

No entanto, durante uma reunião familiar, o irmão mais velho de Joana, Carlos, que reside em outra cidade, defende a adoção de todas as medidas para prolongar a vida do pai, argumentando que "é nossa obrigação preservar a vida, independentemente das dificuldades". Joana está cansada e não sabe o que opinar.

A equipe de cuidados paliativos sugere uma abordagem paliativa, com foco no conforto do paciente e na redução de intervenções invasivas. Porém, a decisão final causa divergências entre Joana, Carlos e os profissionais de saúde, gerando um cenário de dilemas bioéticos. Dito de outra maneira, há conflitos de valores que dificultam as tomadas de decisões.

<u>As dúvidas segundo o modelo principialista poderiam ser:</u>

- Autonomia prévia do paciente.

Como considerar os desejos expressos anteriormente pelo Sr. Antônio, agora que ele não tem mais capacidade de decisão?

- Beneficência versus não maleficência.

A colocação da sonda vesical e da gastrostomia pode reduzir complicações, mas também implica procedimentos invasivos que podem causar desconforto. Haveria um limite clínico ainda não muito claro entre a intervenção e a não instituição de medidas?

- Decisão familiar versus decisão médica.

Como lidar com a discordância entre os familiares e a equipe médica sobre o plano de cuidados?

- Sobrecarga da cuidadora principal.

Deveria ser mantido o cuidado domiciliar? Seria eticamente sustentável tal decisão, considerando o impacto na saúde física e emocional de Joana?

- Proporcionalidade dos tratamentos.

A evolução clínica da doença do Sr. Antônio demonstra um prognóstico bastante limitado, interferindo na sua qualidade de vida, que vem se deteriorando física e emocionalmente. Diante desse quadro, deveria a equipe promover tratamentos com intervenções invasivas para manter ou prolongar a vida do Sr. Antônio? Estava claro para as equipes o prognóstico e a baixa qualidade de vida do Sr. Antônio?

Questões para Reflexão:

1. Quais métodos éticos podem ser aplicados para resolver o conflito entre os valores dos familiares e a equipe de saúde?
2. Como integrar os cuidados paliativos para priorizar o conforto do paciente?
3. Quais estratégias podem ser adotadas para garantir que os direitos do Sr. Antônio sejam respeitados, mesmo em sua incapacidade de decisão?

Usando o método deliberativo, poderíamos elaborar as seguintes questões:

Quais os fatos clínicos que se apresentam? (Conhecer sobre a doença, o prognóstico e as possíveis abordagens para o controle de sintomas, além de saber sobre a rede de apoio familiar e quais os fatores psicossociais e espirituais envolvidos.) São os fatos que apoiam os valores.

Qual é o problema moral (deliberação sobre valores)? Os valores precisam ser protegidos. Aqui é onde a percepção deve ser bastante aguçada para promover todos os valores presentes ou, de uma forma negativa, lesar o mínimo possível os valores. Seja os valores extrínsecos ou de referência, seja os valores intrínsecos ou valores fins.

Quais os deveres (cursos de ação extremos, intermediários e o curso ótimo)?

E o teste de consistência (se a decisão adotada é aprovada na publicização, na temporalidade e na justiça)?

O que é a Escala Bioética de Riscos (EBR)?

Antes de falar sobre a Escala Bioética de Riscos (EBR), é fundamental entendermos o que é "risco" nas tomadas de decisões em saúde. Risco é a probabilidade de um evento ocorrer, e na saúde está associado ao estabelecimento de uma cultura de segurança (Ojeda, 1982).

O risco deve ser entendido como uma elaboração teórica, que é construída, historicamente, com o objetivo de mediar a relação do ser humano com os perigos, visando minimizar os prejuízos e maximizar os benefícios. Assim, não é uma grandeza que está na natureza para ser medida, não é independente do observador e de seus interesses. É formulado e avaliado dentro de um contexto, tendo um caráter multifatorial e multidimensional.

A palavra "risco" está ligada aos termos latinos *risicu* e *riscu*, ligados, por sua vez, a *resecare*, que significa "corte". Como uma ruptura na continuidade, como um risco que se faz numa tela em branco (Monteiro, 1991). O risco é uma situação que conjuga diversos fatores: natureza ou tipo de perigo; acessibilidade ou via de contato (potencial de exposição); características da população exposta; probabilidade de ocorrência; magnitude das consequências.

O risco está presente em situações ou áreas em que existe a probabilidade, suscetibilidade, vulnerabilidade, acaso, situações em que possa ocorrer algum tipo de crise, ameaça, perigo, problema ou desastre. Embora as definições e interpretações sejam numerosas e variadas, todos reconhecem no risco a incerteza ligada a um momento futuro, num tempo em que o risco se revelará. O risco é a tradução de uma ameaça, de um perigo para aquele que está sujeito a ele e o percebe como tal.

Covello e Munpower (1985) lembram que, por volta de 3.200 a.C., no vale entre os rios Tigre e Eufrates, vivia um grupo chamado Asipu. Uma das principais funções dos membros desse grupo era auxiliar pessoas que precisavam tomar decisões difíceis. O Asipu, quando procurado, identificava a dimensão do problema, as alternativas e as consequências de cada alternativa. Assim, elaborava uma tabela, marcando os pontos positivos e negativos de cada uma delas, para indicar a melhor decisão.

Com as Grandes Navegações, no século XV, emergiu a necessidade de avaliar os prejuízos causados pelas possíveis perdas dos navios. Surge então o termo "risco", que desde a sua origem está associado à possibilidade de ocorrência de um evento indesejado. O desenvolvimento da probabilidade, em meados do século XVII, permitiu quantificar essas possibilidades (Covello e Munpower, 1995; Freitas e Gomez, 1997).

Aplicação da Escala Bioética de Riscos

A Escala Bioética de Riscos (EBR) é uma metodologia ou modelo ético clínico que tem como principal objetivo orientar o profissional nas tomadas de decisões. Ela utiliza como referências cinco dimensões humanas:

1. Física (relacionada às questões biológicas e fisiológicas humanas).
2. Emocional (relacionada aos aspectos psicológicos do indivíduo).
3. Espiritual (relacionada às crenças religiosas de cada indivíduo).
4. Moral e social (essa dimensão diz respeito à moralidade, aos valores, à biografia e à sua imagem no entorno social).
5. Patrimonial (diz respeito a questões econômicas de sobrevivência e manutenção financeira).

Cada uma dessas dimensões é afetada quando uma pessoa é acometida por uma doença e, em especial, por doenças ameaçadoras à continuidade da vida. São enfermidades que, por sua característica progressiva, debilitante, de mal prognóstico, sem possibilidade de cura e de difícil controle de sintomas em muitas ocasiões, podem se desenvolver causando muito sofrimento ao ser humano em todas as suas dimensões.

Essas dimensões estão interligadas e podem potencializar as limitações advindas do processo de adoecimento. No decorrer da história da humanidade, muitas explicações são dadas de como ocorre o processo saúde-doença. Podem ser explicações mágico-religiosas, naturalísticas, o olhar bacteriológico ou unicausal, a explicação multicausal e a produção social da saúde e da doença (Furtado, 2019).

Por outro lado, o conceito de saúde reflete a conjuntura social, econômica, política e cultural. Ou seja: saúde não representa a mesma coisa para todas as pessoas; dependerá da época, do lugar, da classe social; dependerá de valores individuais; dependerá de concepções científicas, religiosas, filosóficas (Rosen, 1994).

A EBR visa alertar o profissional de que sua decisão vai impactar diretamente a qualidade de vida e de morte do paciente. Ela deve ser aplicada em situações clínicas de cuidados paliativos onde não está plenamente clara para a equipe qual é a melhor decisão a tomar.

Sempre haverá um grau de subjetividade, pois esta é um componente indissolúvel nas questões de valores. Dito de outra forma, em toda decisão humana haverá sempre um grau de subjetividade, pois a levamos além de nossos valores para uma tomada de decisão que envolve incertezas (Gracia, 2019).

O método pode ser complementar a outros métodos, como o da deliberação moral (Gracia, 2003), mas também pode ser utilizado como processo decisório único. É recomendável que o profissional tenha uma boa formação e conhecimento sobre bioética clínica – isso vai facilitar muito a análise e a aplicação da escala –, além de conhecer sobre os valores envolvidos para aplicar adequadamente este método.

O Método

Nesse método, foi estabelecido escores que têm como objetivo ranquear cada uma das dimensões humanas descritas anteriormente. Dessa forma, baseada na interpretação dessas dimensões, considerando a expertise clínica do tomador de decisões e o status funcional do paciente, a decisão pode ser tomada de forma clara, com o mínimo possível de ambiguidade ou incerteza e de maneira prudente.

1. Nas três dimensões: Física, Psicológica e Espiritual, o escore vai de 1 a 3.
2. Na dimensão Moral e Social, o escore vai de 1 a 6.
3. Na dimensão Patrimonial, o escore vai de 1 a 3.

Dimensão Física ou Biológica: o que normalmente leva o paciente a procurar um serviço de saúde é uma sintomatologia que afeta o indivíduo no seu corpo. A doença inicialmente afeta essa dimensão. Os riscos variam dependendo do estágio da doença, da condição física do paciente e do tempo em que foi diagnosticada. Quando a doença é diagnosticada no início, de forma precoce e tem um bom prognóstico, o risco é baixo.

Quando já há uma evolução da doença, com tratamentos instituídos, e com o paciente apresentando respostas aos tratamentos propostos, mas apresentando certas limitações funcionais, já se caracteriza um risco médio, em função da evolução da doença. Nesse caso, o prognóstico é incerto.

Finalmente, um risco elevado se estabelece quando esse paciente já tem a doença avançada, com comorbidades, altas limitações funcionais e pouca ou nenhuma resposta aos tratamentos propostos. Portanto, é um paciente de prognóstico ruim, podendo estar em fase de terminalidade ou de falência terapêutica.

Questiona-se: considerando os procedimentos médicos, quais são as possibilidades (probabilidades) existentes de que esses procedimentos possam trazer riscos (desconfortos) para a dimensão física do paciente?

1. Risco baixo? (Exemplo: trata-se de um procedimento simples sem repercussões sistêmicas – prescrição para um processo inflamatório em fase inicial.)
2. Risco moderado? (Exemplo: procedimento eletivo para retirada de uma lesão com suspeita de malignidade.)

3. Alto risco? (Exemplo: procedimento cirúrgico de alto risco e baixa probabilidade de sucesso.)

Dimensão Psicológica ou Emocional: quando nos referimos à dimensão psicológica do paciente, precisamos considerar os riscos que podem advir a partir dos procedimentos médicos e o impacto de tais riscos na dimensão da saúde mental e emocional do paciente.

Questiona-se: considerando o impacto emocional do diagnóstico da biópsia de uma lesão, quais são os riscos de acordo com a gravidade da doença?

1. Baixo risco? (Exemplo: diagnóstico de uma lesão benigna curável.)
2. Risco moderado? (Exemplo: biópsia de uma lesão com risco de malignidade.)
3. Risco elevado? (Exemplo: diagnóstico de uma doença sem cura e de máu prognóstico.)

Dimensão Espiritual: os aspectos que envolvem a espiritualidade e/ou a religiosidade do ser humano têm muita relevância diante do adoecimento. Quando o indivíduo adoece, um sistema de crenças é acionado na busca do sagrado, para entender e dar sentido à própria vida. Assim, a religião, mesmo quando vivida de forma limitada, é um esforço humano de que a vida faça sentido, uma vez que "não é a dor que desintegra a personalidade, mas a dissolução dos esquemas de sentido" (Alves, 1993).

Questiona-se: considerando a condição de doença e o que ela afeta no emocional do paciente, de que maneira ela impacta a percepção religiosa ou espiritual do paciente?

1. Baixo risco? (Exemplo: a fé do paciente está bem preservada e ele demonstra confiança no plano terapêutico – diagnóstico de uma doença com bom prognóstico.)
2. Risco moderado? (Exemplo: a fé do paciente está mantida, mas ele já demonstra sofrimento espiritual diante de uma doença com prognóstico incerto.)

3. Risco elevado? (Exemplo: o paciente rompe com o sagrado, ele questiona sua fé e demonstra sofrimento espiritual, desacreditando da orientação dos profissionais – diagnóstico de uma doença incurável, pouco tempo de vida e sofrimento existencial.)

Dimensão Moral e Social: no que tange à dimensão social e moral, compreendemos que as interferências no âmbito da moralidade repercutem nos espaços sociais, daí a fusão dessas duas dimensões para que a análise de riscos seja a mais compreensiva possível.

Questiona-se: considerando os procedimentos médicos, quais são as possibilidades existentes de que esses procedimentos possam trazer riscos para as dimensões moral e social?

1. Decisão consensual? (Há concordância na proposta terapêutica entre o paciente e/ou a família e a equipe? O paciente age em sua autonomia? Essa autonomia é validada?)
2. Há constrangimento ilegal? (Ao usar da autoridade médica, o paciente se sente constrangido? Foi repreendido? O médico foi desatencioso com as demandas do paciente? Impor ao paciente um procedimento que ele recusa, ameaçando não promover o tratamento caso ele não aceite o que está sendo imposto pelo médico.)
3. Há risco de exclusão social do paciente? (O paciente é abandonado pela rede de apoio, não recebe a devida atenção por parte dos familiares, é negligenciado, ou é discriminado por ter um diagnóstico de doença contagiosa, ou é um paciente drogadito de difícil adesão ao tratamento.)
4. Há risco de discriminação? (Exemplo: o paciente é testemunha de Jeová, discriminado por recusar hemoderivados; ou qualquer outra situação que possa se caracterizar como discriminação na assistência médica.)

5. Há risco de exposição indevida do doente? (São situações em que pode haver risco de quebra de sigilo de informações que deveriam ser mantidas em proteção e que vão expor a intimidade do paciente – por exemplo, riscos de exposição em redes sociais.)
6. A decisão contrariou a vontade do paciente mesmo com este tendo a capacidade de exercitar sua autonomia?

Dimensão patrimonial (econômico-financeira): a doença afeta de maneira direta o indivíduo e sua família, com perda de produtividade e aumento de gastos. Os recursos públicos gastos com a saúde devem ser pautados nos princípios de equidade e justiça social.

Questiona-se: considerando os procedimentos médicos, quais são as possibilidades existentes de que esses procedimentos possam trazer riscos ao patrimônio econômico? Ou seja: quais são os custos?

1. A relação custo/efetividade é benéfica? (A proposta terapêutica está plenamente indicada? Há evidência científica que a comprove? O benefício ao paciente é inquestionável do ponto de vista médico?)
2. O custo financeiro é elevado, mas se justifica? (Está indicado o tratamento com boa margem de ser efetivo; outras propostas terapêuticas menos onerosas não conseguem promover uma assistência adequada ao paciente; o não uso dessa proposta trará um malefício ao paciente no controle e/ou cura dele?)
3. O custo financeiro é elevado e não se justifica. (Nesse cenário, a instituição ou a manutenção de uma proposta terapêutica que não consegue promover um benefício ao paciente é fútil, não consegue atingir o objetivo proposto, sendo possível fazer um trial terapêutico, e em posterior reavaliação se conclui que não está sendo útil ao paciente, então deve-se suspender.)

A próxima etapa é realizar o somatório de cenários possíveis de acordo com as cinco dimensões e estabelecer o *score* entre alto (de 18 pontos no máximo e 12 no mínimo), médio (máximo de 11 pontos e mínimo de 6) e baixo (no máximo 5 pontos).

Dimensões Humanas consideradas de acordo com a EBR

FÍSICA	EMOCIONAL	ESPIRITUAL
1-2-3	1-2-3	1-2-3

MORAL/SOCIAL	PATRIMONIAL
1-2-3-4-5-6	1-2-3

Escores considerados de acordo com a EBR

ALTO	MÉDIO	BAIXO
18		
	11	
		5

EBR entre 12 e 18 pontos: a probabilidade de ocorrer um risco à dimensão física é bastante elevada. É certo que haverá sofrimento nas esferas subjetiva e patrimonial do paciente. Os riscos são maiores sem benefício evidente.

EBR entre 6 e 11 pontos: há probabilidade de ocorrer um dano físico considerável, com chances de afetar as esferas subjetiva e patrimonial. Riscos relativamente elevados com benefícios limitados. São riscos potenciais para benefícios incertos.

EBR até 5 pontos: são situações em que as dimensões foram atingidas de forma parcial. Há recursos viáveis e possibilidades clínicas consistentes que podem minimizar o dano ou promover qualidade de vida razoavelmente digna ao paciente. Ou seja: na ponderação, há muito mais benefícios do que danos. Relação risco/benefício bem favorável.

Tomada de Decisão considerando a EBR

EBR entre 12 e 18 pontos: manter todos os cuidados paliativos necessários ao caso, promovendo todo o acolhimento e esclarecimento à família, além de intervenções pontuais para o controle de sintomas. Evitar exames dolorosos e invasivos, focando essencialmente no doente, na sua biografia e nos seus valores.

EBR entre 6 e 11 pontos: estabelecer limites de intervenção, considerando a possibilidade de interromper ou de não iniciar procedimentos que demonstrem futilidade fisiológica, após discussão e consenso com a equipe, e promovendo todo o acolhimento e esclarecimentos à família para que possa haver aceitação da proposta terapêutica.

EBR até 5 pontos: empreender todos os recursos médicos necessários disponíveis para o caso, ou promover condições e encaminhamentos para que o paciente seja conduzido sempre ao maior benefício. Há chances reais de as intervenções promoverem a melhora do paciente, dando-lhe oportunidade de retornar ao seu convívio social de maneira ativa e funcional.

Exemplo Prático – Caso clínico

Aplicação da **EBR neste caso:**

Dimensão Física: considerando os procedimentos médicos, quais são as possibilidades (probabilidades) existentes de que esses procedimentos possam trazer riscos (desconforto) para a dimensão física do paciente? Alto risco: realizar procedimentos invasivos no intuito de promover uma melhor qualidade de vida ao Sr. Antônio. A doença já está bastante avançada, há comorbidades associadas que aumentam ainda mais a fragilidade do paciente. **Score 3.**

Dimensão Emocional: considerando o impacto emocional na família, propostas terapêuticas que não conseguissem dar uma qualidade de vida adequada ao paciente, acrescentando intervenções cuja realização traz desconforto, não seriam justificadas. O risco de essa dimensão ser afetada é elevado, sendo classificado com **score 3.**

Dimensão Espiritual: o paciente sempre demonstrou, enquanto agente ativo, fé e uma religiosidade evidentes. Era de sua vontade se manter vivo em condições adequadas e sem medidas obstinadas que pudessem impor a ele uma vida associada a muito sofrimento. Mesmo que nessa fase da doença o paciente não possa se expressar, já havia uma vontade prévia. Contrariar essa vontade, na condição de doença em que ele se encontra, fere frontalmente sua dimensão religiosa/espiritual. Nesse sentido, o **score é 3**.

Dimensão Social/Moral: o adoecer e o processo de final de vida institucionalizado vulneram muitas vezes o paciente e a família. A autoimagem é desfigurada, a exposição do corpo do paciente é muito frequente, e nem sempre os profissionais e as instituições preservam sua intimidade, sendo ambientes de enfermarias onde naturalmente as escutas, os olhares e as trocas de informações são mantidas rompendo com o sigilo e a privacidade. A permanência do Sr. Antônio sem o devido cuidado por parte da equipe poderia facilmente expor essa dimensão humana. A preservação da imagem, da intimidade e do sigilo é condição imprescindível da dignidade da pessoa humana. Como a análise é estimativa, há um risco associado neste item que não pode ser desprezado. O escore poderia ser **5 ou 6** se as decisões médicas contrariassem a vontade do paciente.

Dimensão Patrimonial: vários estudos demonstram que o adoecimento em situações crônicas leva a um elevado custo financeiro por parte da família. Muitos pacientes precisam de medicamentos, alimentação especial, diversos materiais de uso pessoal e custos com procedimentos etc. O caso demonstra que, se forem implementados tratamentos modificadores da doença ou procedimentos desproporcionais às necessidades clínicas do paciente, haverá futilidade. Portanto, a relação custo/efetividade é bastante elevada, não havendo como essa intervenção ser eticamente defendida. **Score 3**.

O escore considerado de acordo com a EBR para o Sr. Antônio seria **17**. Isso significa dizer, ainda de acordo com a EBR, que deveriam ser mantidos todos os cuidados paliativos necessários ao caso, promovendo todo o acolhimento e esclarecimentos à família, além de intervenções pontuais para o controle de sintomas. Evitar exames dolorosos e invasivos, focando essencialmente no doente, na sua biografia e nos seus valores.

Esta estrutura apresentada amplia o entendimento das várias dimensões humanas afetadas na doença. Compreender o ser humano em sua multidimensionalidade é fundamental para a elaboração de um plano de cuidado centrado na pessoa. Ir além do modelo biomédico e inserir a multidimensionalidade humana para o processo decisório em saúde eleva o caráter moral do processo de tomada de decisões. Nosso modelo apresentado considera as cinco dimensões fundamentais do ser humano e possibilita, de maneira prática, guiar o olhar cuidadoso e objetivo para decisões prudentes frente a conflitos morais no contexto de cuidados paliativos.

Considerações finais

Ao longo das últimas décadas, vários estudos foram publicados para facilitar processos decisórios considerando a autonomia da participação do paciente e/ou de sua família na decisão compartilhada (Elwyn *et al.*, 2012). Recentemente, Forte (*et al.*, 2018) publicou uma proposta de estrutura bioética para guiar a tomada de decisões em pacientes criticamente enfermos onde considera-se quatro etapas: 1. Foco exclusivo na doença (prognóstico, redução de risco absoluto/relativo e implicações do tratamento); 2. Foco na pessoa, com uso de comunicação empática para compreender seus valores; 3. Foco na contextualização das etapas anteriores para discussão interprofissional e elaboração das melhores recomendações terapêuticas; 4. Foco na relação médico-paciente para a deliberação de decisões compartilhadas.

Elaborar uma Escala de Riscos Bioéticos é uma contribuição necessária para promover uma maior segurança emocional ao profissional diante de decisões que carregam um componente muito forte de ambiguidade e incertezas. Decisões em cuidados paliativos frequentemente geram muito sofrimento de ordem emocional e colocam os limites éticos entre decisões muito próximas. O paciente em cuidados paliativos exige por parte das equipes uma atenção global, sempre buscando identificar sintomas que afetam todas as suas dimensões enquanto ser multidimensional.

O emprego de um método ético clínico para nortear a tomada de decisões é imperativo para uma boa prática clínica e promoção de uma assistência qualificada, focada no melhor interesse do paciente, desde o respeito à sua biografia até os aspectos clínicos sempre proporcionais às suas necessidades. Espera-se que essa escala possa ser usada e consiga dar ao profissional a segurança ética de estar tomando a melhor decisão possível. E ela enfatiza a importância da formação em bioética clínica para saber gerenciar adequadamente todos os conflitos morais que surgem na prática assistencial.

Referências bibliográficas

ALVES, R. *O que é religião?* São Paulo: Brasiliense, 1993.

BARROS, J. A. C. "Pensando o processo saúde doença: a que responde o modelo biomédico?" *Revista Saúde e Sociedade*, 11 (1): 1-11, jan./jul. 2002.

BEAUCHAMP, T. L.; CHILDRESS, J. F. *Principles of biomedical ethics*. Oxford: Oxford University Press, 2002.

BOMHOF-ROORDINK, H.; GÄRTNER, F. R.; STIGGELBOUT, A. M.; PIETERSE, A. H. "Key components of shared decision making models: A systematic review." *BMJ Open*, 9 (12): 1-11, 2019.

BORRELLI, I.; ROSSI, M. F.; MELCORE, G.; PERROTTA, A.; SANTORO, P. E.; GUALANO, M. R. *et al.* "Workplace Ethical Climate and Workers' Burnout: a Systematic Review." *Clinical Neuropsychiatry*, 20 (5): 405-414, 2023.

CAPRA, F. *O ponto de mutação*. São Paulo: Cultura, 1982.

COTTONE, R. R.; CLAUS, R. E. "Ethical decision-making models: A review of the literature." *Journal of Counseling & Development*, 78 (3): 275-283, 2000.

DE HERT, S. "Burnout in healthcare workers: Prevalence, impact and preventative strategies." *Local and Regional Anesthesia*, 13: 171-183, 2020.

ELWYN, G.; FROSCH, D.; THOMSON, R.; JOSEPH-WILLIAMS, N.; LLOYD, A.; KINNERSLEY, P. *et al.* "Shared decision making: A model for clinical practice." *Journal of General Internal Medicine*, 27 (10): 1361-1367, 2012.

FORTE, D. N.; KAWAI, F.; COHEN, C. "A bioethical framework to guide the decision-making process in the care of seriously ill patients." *BMC Medical Ethics*, 19 (1): 1-8, ago. 2018.

FURTADO, M. D.; OLIVEIRA, R. G. *Saúde Coletiva*. Maringá: Unicesumar, 2019.

GOLDIN, J. R. "Dever Prima Facie" (2003). Disponível em: https://www.ufrgs.br/bioetica/primafd.htm.

GRACIA D. "O método de deliberação moral." In: FORTES, P. A. C.; ZOBOLI, E. L. C. P. (Orgs.). *Bioética e Saúde Pública*. São Paulo: Loyola, 2003, p. 39-54.

______. *Bioética mínima*. Madri: Triacastela, 2019.

KHANIAN, A.; HOMAYUNI, A.; JAMSHIDIAN, Z.; SALEHI, A. "Investigating the correlation between organizational ethics and professional ethics with job burnout and organizational commitment: a cross-sectional study in the nursing staff." *BMC Nursing*, 23 (1): 1-11, 2024.

OJEDA, E. N. S. "El enfoque de riesgo en la atención perinatal y maternoinfantil." *Boletín de la Oficina Sanitaria Panamericana*, 96 (6): 482-491, 1982.

ROSEN, G. *Uma história da saúde pública*. São Paulo: Hucitec, 1994.

SILVA, J. *Deliberação moral e tomada de decisão em bioética clínica. Casos clínicos*. 2. ed. Bueno Brandão: Editora PlenaVoz, 2024.

Tomada de decisão em pediatria: Poder médico x Poder familiar

Ana Cristina Pugliese de Castro

> *É muito provável que nem todos estejamos de acordo com os conteúdos do que devemos e não devemos; porém, ainda em nossos desacordos, todos pensamos que devemos, e temos, portanto, a experiência do dever.*
>
> Diego Gracia (2019).

Introdução

O significativo aumento da prevalência de condições crônicas na população geral vem recebendo atenção da Organização Mundial de Saúde desde o início do século, por levar à necessidade de repensar e reestruturar os sistemas de Saúde e as redes de atenção, impactando a tomada de decisões no setor (OMS, 2002). Na Pediatria, o desenvolvimento de tecnologias e tratamentos de doenças crônicas graves, que décadas atrás levariam inevitavelmente à morte precoce, vem prolongando a sobrevida de crianças com grande fragilidade clínica, que utilizam amplamente recursos e serviços de Saúde através de múltiplas e prolongadas hospitalizações, do envolvimento contínuo de diferentes equipes e especialidades, e da dependência de tecnologia, polifarmácia e cuidados domiciliares (Moreira *et al.*, 2017; Moura *et al.*, 2013; Molinari, 2024).

Desde o início do século XXI, observa-se uma mudança no perfil da ocupação de Unidades de Terapia Intensiva Pediátrica (UTIP), em que cada vez mais crianças com condições crônicas complexas (CCC) ocupam leitos que, outrora, eram destinados a pacientes pediátricos agudos e instáveis. Este prolongamento de sobrevivência desprovida de qualidade de vida leva não só a um aumento do sofrimento físico, emocional e sociofamiliar, como também a um ônus crescente para o sistema de Saúde, seja pela ocupação prolongada de leitos de UTIP, seja por internações hospitalares recorrentes, ou ainda pelos desafios para a transição de cuidados (da UTIP para enfermarias de crônicos ou pediatria geral; do hospital terciário/quaternário para o domicílio; ou, até mesmo, da transição da Pediatria para a Clínica Médica, visto que muitos destes pacientes vão atingir a idade adulta) (Moreira *et al.*, 2017; Molinari, 2024; Fernandez, Moreira e Gomes, 2019).

Dessa forma, defrontamo-nos com a urgência de repensar o modelo de cuidado destes pequenos pacientes – em um nível sistêmico, tendo em vista a rearticulação da rede, mas também, e principalmente, à beira do leito. Tornou-se evidente que o modelo de cuidado adequado a pacientes agudos e instáveis não se aplica bem às crianças com CCC; ao contrário, amplifica o sofrimento individual e familiar, e multiplica custos para o sistema de Saúde, provendo um cuidado que é, ao mesmo tempo, caro e ineficaz, no sentido de que não contempla vida com qualidade (OMS, 2002; Moreira *et al.*, 2017; Moura *et al.*, 2013). Este cenário nos leva a reestruturar as estratégias de manejo destas crianças em longo prazo, dificultadas pelas incertezas que envolvem a trajetória e o prognóstico de muitas das CCC (Molinari, 2024). Vale lembrar que, não raro, tais casos envolvem conflitos família *x* equipe, ou mesmo conflitos dentro da própria equipe de Saúde, e uma grande sobrecarga emocional, derivada do impacto do adoecimento e morte de uma criança para a família, a comunidade e os profissionais de saúde.

A obrigatoriedade de o paciente pediátrico ser representado legalmente (quase sempre pelos pais, mas eventualmente por outros familiares ou pelo próprio Estado) para as decisões de tratamento leva a um aumento da complexidade nas deliberações, visto que o envolvimento destes atores não desobriga a equipe assistencial do respeito à autonomia da criança ou adolescente enfermo (dentro da possibilidade imposta por sua maturidade e cognição), levando a implicações bioéticas e jurídicas que raramente ocorrem em outros cenários do cuidado em Saúde (Fernandez, Moreira e Gomes, 2019; Castro e Branquinho, 2023; Teixeira e Carvalho, 2021).

Com tantos complicadores, é imperativo que o processo deliberativo se dê de forma equilibrada, ponderada, justificada e prudente, com o foco de atenção na pessoa humana enferma, e não na Medicina tecnológica ou nos conflitos insolúveis (Silva, 2023).

Conceitos básicos sobre planejamento antecipado de cuidados

O planejamento antecipado de cuidados (ACP, na sigla em inglês) em cuidados paliativos tem o objetivo de garantir que os cuidados fornecidos durante o processo de adoecimento estejam de acordo com os objetivos, valores, preferências e desejos do paciente (Rietjens *et al.*, 2017). A literatura mostra que o ACP reduz depressão e ansiedade em pacientes e familiares, e propicia que o paciente receba cuidados menos agressivos no final da vida, o que é um fator positivo no enfrentamento do luto da família (Bernacki e Block, 2014).

Nos cenários de assistência a adultos e idosos, já existe robusta literatura, com evidências e modelos, para o compartilhamento de decisões na construção dos objetivos de cuidado (Rietjens *et al.*, 2017; Bernacki e Block, 2014). Na Pediatria, esta necessidade é reconhecida e vem sendo estudada nas últimas duas décadas, ainda que nos faltem, até o momento, modelos adaptados aos desafios próprios deste grupo etário (Durall, Zurakowski e Wolfe, 2012; Adams e Levy, 2017; Kon e Morrison, 2018; Orkin *et al.*, 2020). Entendemos que, para a equipe de Saúde se engajar neste processo, necessita desenvolver competências sofisticadas de comunicação, tais como: dar voz ao paciente pediátrico; contemplar a visão dos familiares e demais profissionais de saúde envolvidos no cuidado; compartilhar colaborativamente as informações; identificar e saber manejar conflitos. Necessita também desenvolver um senso ético de tomada de decisão (Silva, 2023; Orkin *et al.*, 2020; Castro, Costa e Silva, 2023).

Um planejamento de cuidados efetivo com foco nas necessidades da criança permite que sejam executados, de forma fluida e contínua, o controle de sintomas físicos estressantes e a tomada de decisões informada em diferentes momentos da doença. Permite também que paciente e família tenham suas demandas emocionais e espirituais atendidas, e que possam criar memórias, elaborar um legado e organizar os recursos necessários para passar os últimos dias de vida de forma digna e pacífica (Castro, 2024).

Para tanto, o ACP deve conter, na epígrafe, os objetivos definidos para o cuidado, contendo planos de ação para balancear tempo e qualidade de sobrevida; quais são as opções terapêuticas tendo em vista este balanço; a limitação de intervenções que causem sofrimento desnecessário (e respectivo registro e documentação); o controle de sintomas físicos atuais e potenciais, incluindo planos de contingência para lidar com descompensações agudas; o suporte aos pais, irmãos, avós, amigos e outras pessoas importantes no contexto da família, escola e comunidade; o suporte espiritual; a transição dos cuidados; o apoio para cuidados de fim de vida no domicílio ou no *hospice*; os ritos para funeral e serviço memorial (levando em consideração os desejos do paciente sempre que possível); as determinações da criança ou adolescente referentes ao seu legado; e o suporte ao luto da família (Castro, 2024; Chambers, 2019; Five Wishes, 2023).

A construção do planejamento antecipado de cuidados, precedida pela tomada de decisão sobre objetivos do cuidado, provém de um processo de formação de vínculo, longas conversas, mediação de conflitos, suporte contínuo e incondicional à unidade familiar e à criança, e revisão periódica de decisões e metas, ao longo de semanas ou meses e, quiçá, até anos no contexto das CCC em Pediatria. É nessa empreitada que se fundamenta a compreensão dos fatos e valores que embasam o processo deliberativo (Silva e Medeiros, 2023).

Análise do processo de tomada de decisão compartilhada e conflitos em Pediatria

A análise do processo de decisão compartilhada no contexto da Pediatria permite identificar quatro componentes distintos, que se interrelacionam em suas especificidades. Esta compreensão permite identificar com maior precisão onde estão os focos de conflitos, quando estes existem. Esses componentes podem ser descritos da seguinte forma (Castro e Branquinho, 2023; Castro, Costa e Silva, 2023; Castro, 2024):

Componente técnico – diz respeito ao diagnóstico correto da fase da doença; cenários de prognóstico esperado; opções terapêuticas e curso esperado diante delas, permitindo delinear planos de ação adequados ou aceitáveis, do ponto de vista biológico, assim como cursos de ação que se configuram, do ponto de vista estritamente técnico, inapropriados.

Componente parental – diz respeito às expectativas, crenças, valores, desejos, emoções e preferências de tratamento expressos pelos pais, assim como à maneira com que eles pretendem exercer a autoridade parental (se de forma colaborativa ou opositora – funcionamento que decorre, em parte, da postura da equipe de Saúde, e em parte das características e dinâmicas da família, e dos aspectos emocionais dos pais em sua relação com a criança).

Componente da autonomia da criança – trata-se de garantir a proteção da voz do paciente pediátrico, entendido hoje como sujeito de direitos, de forma a preservar-lhe a dignidade. Para tanto, cabe à equipe de Saúde engajar a criança ou adolescente no próprio cuidado, através de estratégias de comunicação adaptadas às diferentes faixas etárias e através do assentimento, quando cabível, permitindo-lhe exercer a autonomia possível, considerando o seu desenvolvimento neuropsicomotor de forma individualizada (Waquim, 2021).

Componente sistêmico – diz respeito à cultura da instituição (modelo de cuidado baseado, ou não, em pressupostos consumeristas, hierarquia verticalizada e valorização excessiva do cuidado mais agressivo) e aos recursos que apresenta, tais como: disponibilidade de equipe de cuidados paliativos ou de outras figuras institucionais que possam atuar como mediadoras de conflitos; capacitação de profissionais em habilidades de comunicação; interlocução com o setor jurídico e existência de um comitê de bioética clínica.

É interessante observar que a visão desses componentes se integra ao modelo bioético de tomada de decisão clínica em pacientes criticamente enfermos, desenvolvido por Forte e colaboradores (2018) para pacientes adultos. Tal modelo concebe quatro etapas para o processo decisório, regidas respectivamente pela ética da acurácia, da compreensão, da consciência situacional e da deliberação. Aqui, também, há uma fundamentação nos aspectos técnicos/biológicos, e transita-se pelos valores do paciente e/ou família e da equipe multidisciplinar, até se chegar a uma recomendação que concilie dados e condutas baseados em evidências com valores individuais. E a partir desta recomendação é deliberado, por intermédio de estratégias sofisticadas de comunicação, um curso de ação com o paciente ou seu representante legal/família, na impossibilidade daquele se manifestar (*Idem*).

Ainda que desenvolvido em cenários de assistência a adultos, este modelo pode ser aplicado à Pediatria, respeitando-se a necessidade de algumas adaptações, tais como: o gerenciamento de prognósticos incertos e doenças de trajetória amplamente variável ou pouco conhecida; a administração de demandas impostas pela autoridade parental; o maior peso do interesse de terceiros (pais, irmãos e outros familiares); e a estratégia de buscar definir o melhor interesse da criança, já que o julgamento substitutivo pouco se aplica à Pediatria (Castro e Branquinho, 2023; Castro, Costa e Silva, 2023; Castro, 2024).

Esta adaptação assemelha-se ao modelo proposto por Opel (2018), um dos poucos modelos estruturados de tomada de decisão específicos para a Pediatria na literatura, e cujo primeiro passo é avaliar se o caso em questão é elegível para tomada de decisão compartilhada. De acordo com Opel (*Idem*), em casos em que há apenas uma opção terapêutica medicamente aceitável, não cabe o compartilhamento de decisão, devendo esta ser estritamente técnica, com menor peso dos aspectos valorativos.

O desenvolvimento de modelos como este é fundamental para organizar os elementos objetivos e subjetivos de cada caso, minimizando a influência de fatores de confusão, tais como ruídos de comunicação e vieses cognitivos. São como uma bússola que pode ser usada em diferentes contextos e situações, possibilitando a deliberação individualizada e que contemple os melhores interesses do paciente pediátrico, em consenso com sua família e com ele mesmo (Castro e Branquinho, 2023; Castro, Costa e Silva, 2023; Castro, 2024; Forte, Kawai e Cohen, 2018; Opel, 2018).

No entanto, existem situações em que valores diferentes da equipe de Saúde e da família entram em rota de colisão. A assistência a pacientes pediátricos gravemente doentes é atravessada por emoções intensas e contraditórias (de todos os envolvidos); pelo próprio processo de luto dos pais; pela desorganização familiar inevitável diante do adoecimento prolongado; pelas tensões inerentes ao penoso ofício da equipe de Saúde; por ruídos de comunicação quase inevitáveis no cuidado; e pelos também inevitáveis conflitos de valores pessoais entre os vários atores com papéis decisivos neste contexto, cada qual com sua bagagem biográfica, suas crenças, seus valores, sua personalidade, e sua visão pessoal do que deve ser mais sagrado no cuidado em Saúde.

Tais conflitos se manifestam através de incertezas acerca da opção apresentada; pela expectativa da espera de resultados que não são os desejados; por indecisões, tensões e angústias; e pelo questionamento dos valores pessoais envolvidos na decisão (Castro, Costa e Silva, 2023; Silva e Medeiros, 2023; Castro, 2024). Fato é que conflitos que se cronificam não raro levam à objetificação da criança, despersonalização dos envolvidos, risco de judicialização e, o que é pior, decisões que não são as melhores possíveis em favor da pessoa humana que está gravemente enferma (Dadalto e Gozzo, 2022).

Quase sempre, os conflitos decorrem da polarização entre a autoridade parental e a equipe de Saúde acerca de qual é o melhor interesse do paciente, e qual é o curso de ação mais adequado para contemplá-lo. O dever da equipe de Saúde em relação à excelência do cuidado para com seus pequenos pacientes representa, nesses casos, um limite à autoridade parental. A autoridade parental é um direito coextensivo a um dever, qual seja o de tomar decisões benéficas para os filhos. A autoridade parental não é, portanto, ilimitada, e aos pais não é facultado o direito irrestrito de tomar decisões ruins para os cuidados de Saúde de seus filhos menores (Teixeira e Carvalho, 2021; Dadalto e Gozzo, 2022).

Conflitos de valores produzem situações dramáticas e complexas, e requerem uma abordagem bioética. O método de deliberação moral de Diego Gracia (2019, *apud* Silva e Medeiros, 2023) constitui um itinerário sistematizado para lidar com conflitos morais, guiando a equipe de Saúde na análise reflexiva do problema moral em questão, e orientando a tomada de decisões prudentes, norteadas pelo dever, e que consideram os valores de todos os envolvidos.

O método de deliberação moral de Diego Gracia: o caminho para lidar com os conflitos morais na tomada de decisão em Pediatria

O método de deliberação moral é um procedimento de extrema valia diante de conflitos na tomada de decisões em Pediatria (decisões estas que são necessárias à construção do ACP). Começa por nos direcionar a sair do formato de dilema, que é o que naturalmente se coloca diante de duas proposições opostas e disjuntivas, em que a escolha de uma leva necessariamente à rejeição da outra (Silva, 2023; 2021). Essa linha de raciocínio implica que somente uma das proposições está correta, o que não condiz com a realidade vivenciada no cuidado em Saúde. Sair da visão cristalizada do dilema e entender a situação de um conflito moral como um problema nos aproxima da vivência prática, em que nos deparamos com questões em aberto, cuja solução não está pronta desde o início, e, portanto, o exercício não é escolher a opção "certa" entre duas alternativas, mas sim a busca de uma resposta própria ou adequada, por ser prudente, madura, responsável e embasada em uma dinâmica ética que possa promover um vínculo moral na relação "equipe de Saúde – paciente – família" (Zoboli, 2012), como escreve Josimário Silva (2023, p. 24):

> A mentalidade do problema sempre parte do pressuposto de que a realidade é muito mais rica e complexa do que podemos mentalmente conceber, e que há uma incompatibilidade entre a realidade e o raciocínio. Ninguém consegue abarcar toda a riqueza da realidade.

Dessa forma, buscar a "melhor decisão" é promover o exercício da deliberação, construindo decisões que possam se sustentar diante de todos os argumentos e percepções distintas, justamente por se considerar e respeitar os valores fundamentais envolvidos (*Idem*; Zoboli, 2012).

Esta construção é feita através do método sistemático proposto por Diego Gracia (2019), o qual se fundamenta em fatos, valores e deveres, e segue etapas preestabelecidas que permitem uma análise profunda do problema (Silva e Medeiros, 2023; Silva, 2021; Zoboli, 2012).

No que tange aos deveres, considera-se que a experiência moral é a experiência do dever (dever de realizar valores que intuímos como obrigação). A experiência se converte em fatos por meio da práxis que busca concretizar os valores na vida cotidiana – sendo este o nosso único dever ético. A esfera do dever tem dois níveis: o ideal ("deveria") e o realizável ("deve"). O raciocínio moral se dá nos dois níveis, e o dever moral é levar o ideal ao realizável da melhor maneira possível (Zoboli, 2012; Gracia,

D., 2019). A articulação entre esses níveis é feita com a responsabilidade moral expressa na decisão prudente, a qual se sustenta na obrigação de tomar a melhor decisão *possível*, que protege tantos valores fundamentais (ou lesa o mínimo de valores) quanto *possível* (Silva, 2021).

Já os fatos caracterizam-se por serem dados de percepção. Portanto, são objetivos, contundentes, impositivos e observáveis por qualquer pessoa. Sobre eles, são feitos juízos descritivos, constatações objetivas da realidade como ela se apresenta. Juízos que expressam estimação acerca de uma percepção são juízos de valor (por exemplo, diagnosticar uma trissomia do cromossomo 18 é um juízo descritivo; considerar que "não vale a pena" prosseguir com a gestação é um juízo de valor). Os fatos se percebem e os valores se estimam (Zoboli, 2012). O lastro para o processo deliberativo é o juízo descritivo da realidade como ela se apresenta. Atente-se que os fatos biológicos já foram apresentados acima como sendo um dos componentes do processo decisório, assim como sua análise constitui a primeira etapa dos modelos de Forte (2018) e Opel (2018) para tomada de decisão. Os fatos são, portanto, o ponto de partida de qualquer modelo de deliberação (Silva e Medeiros, 2023; Zoboli, 2012; Gracia, 2019).

A determinação dos fatos é apenas um dos âmbitos da deliberação. Fatos e valores são âmbitos distintos, mas relacionados. Valores ancoram-se em fatos. A tudo que percebemos, atribuímos um valor. Valores não são dados concretos, objetivos, perceptíveis. Ainda que influenciados por sentimentos em uma construção individual, incorporam aspectos sociais, históricos, religiosos e culturais. Embora o valor permeie todos os aspectos da vida, é difícil defini-lo, e por vezes até identificá-lo. Diferentes sujeitos valoram de modo muito diverso as questões relativas ao cuidado em Saúde. O processo de deliberação moral requer o aprimoramento da linguagem e a ampliação do olhar para as possibilidades da diversidade, pois o mundo dos valores é subjetivo e complexo. Admite-se, porém, que "os fatos sem os valores são cegos; os valores sem fatos são vazios", conforme citado por Zoboli em seu artigo "Bioética clínica na diversidade: a contribuição da proposta deliberativa de Diego Gracia" (2012). A inclusão dos valores dos pacientes e dos seus pais na tomada de decisão aumenta a qualidade da atenção à Saúde em Pediatria. O método de deliberação moral é rico justamente por atribuir conteúdos à experiência moral, formalizando a obrigação moral, ou o dever (Silva, 2021; Zoboli, 2012; Gracia, 2019).

O itinerário do processo deliberativo inclui as seguintes etapas, que devem ser trilhadas de forma rigorosa, sistemática e individualizada (Silva, 2023; 2021; Silva e Medeiros, 2023; Zoboli, 2012):

- Deliberação sobre os fatos (apresentação do caso e esclarecimento dos fatos);
- Deliberação sobre os valores (identificação dos problemas morais do caso, indicação do problema moral fundamental e identificação dos valores em conflito);
- Deliberação sobre os deveres (identificação dos cursos de ação extremos, dos cursos intermediários e do curso ótimo);
- Submissão do curso de ação considerado ótimo às provas de consistência: temporalidade, publicidade e legalidade (deliberação sobre as responsabilidades).

Uma vez aprovado o curso de ação ótimo na deliberação sobre as responsabilidades, a decisão final e a aplicação desse curso à beira-leito cabem a quem descobriu o caso como um problema moral. A Bioética é uma empreitada deliberativa, que busca eleger o melhor curso de ação possível de modo a realizar os valores que acondicionam a realidade, para que se possa colocar como sujeito central do cuidado a pessoa humana enferma que necessita da atenção em Saúde (Zoboli, 2012).

Considerações finais

Conflitos no cuidado em Saúde exigem estratégias específicas de conciliação e mediação. Na Pediatria, os problemas morais que surgem no processo de tomada de decisão e construção do ACP são amplificados e agravados por fatores de diferentes naturezas: elevado nível de incertezas quanto ao curso esperado e prognóstico das doenças, pelas próprias características biológicas das condições crônicas complexas; dificuldades de comunicação, em muito acirradas por falta de treinamento em comunicação dos profissionais, e ruídos gerados por emoções, julgamentos, preconceitos e até pela exaustão decorrente do cuidado prolongado e intensivo (tanto para a família quanto para a equipe de Saúde); e conflitos de valores não só entre profissionais de Saúde, pacientes e familiares, como também, por vezes, entre os próprios provedores do cuidado. Tais diferenças valorativas, quando não abordadas de forma assertiva, podem culminar em objetificação da criança, distanásia, *burnout* da equipe de saúde, judicialização, e tantos outros desfechos que vão na direção oposta do cuidado que preza a pessoa humana como seu valor maior.

O método de deliberação moral de Diego Gracia (2019) é um procedimento de grande valor, que permite lidar com problemas morais de forma responsável e prudente, prevenindo o escalonamento dos conflitos morais para desfechos como os mencionados acima, que só trazem sofrimento a todos os envolvidos, custos estratosféricos, e uma assistência que não prioriza a qualidade de vida do paciente pediátrico. A deliberação moral baseia-se em fatos, valores e deveres, sendo o dever maior o de tomar a melhor decisão possível, que proteja o máximo de valores possível.

Tendo em vista a ampla disponibilidade de recursos biotecnológicos hoje disponíveis; as complexas questões sistêmicas que envolvem a assistência no setor da Saúde; o compromisso dos profissionais de Saúde com a excelência técnica e a integridade profissional; e a necessidade imperativa de se praticar um cuidado cada vez mais centrado na pessoa, empático e respeitoso com os valores do paciente e da unidade familiar, a deliberação moral torna-se, hoje, essencial no cotidiano da prática clínica. Recomenda-se que profissionais da Saúde que atuam em cenários de alta complexidade médica desenvolvam um saber ético e habilidades e competências deliberativas para garantir que, além da excelência técnica, a assistência realizada seja humana, respeitosa, responsável, justa e prudente.

Referências bibliográficas

ADAMS, R. C.; LEVY, S. E; COUNCIL on Children with Disabilities. "Shared decision-making and children with disabilities: pathways to consensus." *Pediatrics*, v. 139, n. 6, 2017. Disponível em: https://doi.org/10.1542/peds.2017-0956.

BERNACKI, R. E.; BLOCK, S. D.; AMERICAN College of Physicians (High Value Care Task Force). "Communication about serious illness care goals: a review and synthesis of best practices." *JAMA*, 174 (12): 1994-2003, dez. 2014. Disponível em: https://pubmed.ncbi.nlm.nih.gov/25330167/.

CASTRO, A. C. P. "Fim de vida – Objetivos do cuidado." In: BARBOSA, S. M. M.; MOLINARI, P. C. C. *Cuidados Paliativos Pediátricos – Auxílio na atuação do pediatra*. São Paulo: Atheneu, 2024, p. 289-295.

______. "Questões éticas – Tomada de decisão em pediatria." In: BARBOSA, S. M. M.; MOLINARI, P. C. C. *Cuidados Paliativos Pediátricos – Auxílio na atuação do pediatra*. São Paulo: Atheneu, 2024, p. 269-275.

______; BRANQUINHO, J. C. C. M. "Tomada de decisão em cuidados paliativos pediátricos: família e equipe." In: FERREIRA, E. A. L.; BARBOSA, S. M. M.; IGLESIAS, S. O. B. *Cuidados Paliativos Pediátricos*. Rio de Janeiro: Medbook, 2023, p. 62-68.

______; COSTA, G. A.; SILVA, M. O. "Tomada de decisão e planejamento antecipado de cuidados em cuidados paliativos pediátricos." In: D'ALESSANDRO, M. P. S. *et al. Manual de Cuidados Paliativos*. 2. ed. São Paulo: Hospital Sírio-Libanês; Ministério da Saúde, 2023, p. 408-420.

CHAMBERS, L. *Together for short lives: caring for a child at the end of life*. 2. ed. Bristol: Together for short lives, 2019.

DADALTO, L.; GOZZO, D. "Responsabilidade civil dos pais na obstinação terapêutica dos filhos menores." In: DADALTO, L. *Cuidados Paliativos Pediátricos: Aspectos Jurídicos*. Indaiatuba: Editora Foco, 2022, p. 59-72.

DURALL, A.; ZURAKOWSKI, D.; WOLFE, J. "Barriers to conducting advance care discussions for children with life-threatening conditions." *Pediatrics April*, v. 129, n. 4, 2012. Disponível em: https://pubmed.ncbi.nlm.nih.gov/22392177/.

FERNANDEZ, H. G. C.; MOREIRA, M. C. N.; GOMES, R. "Tomando decisões na atenção à saúde de crianças/adolescentes com condições crônicas complexas: uma revisão da literatura." *Ciência saúde coletiva*, 24: 2279-2292, 2019. Disponível em: https://www.scielo.br/j/csc/a/XK4xY3MLMCdfB8Nk3NVXd3H/?lang=pt.

FIVE Wishes. *Because you care: talk to your loved ones today about what matters most* (2023). Disponível em: https://www.fivewishes.org/for-myself/.

FORTE, D. N.; KAWAI, F.; COHEN, C. "A bioethical framework to guide the decision-making process in the care of seriously ill patients." *BMC Medical Ethics*, 19 (1): 1-8, 2018. Disponível em: https://bmcmedethics.biomedcentral.com/articles/10.1186/s12910-018-0317-y.

GRACIA, D. *Bioética mínima*. Madri: Tricastela, 2019.

KON, A. A.; MORRISON, W. "Shared decision-making in pediatric practice: a broad view." *Pediatrics*, 142: 129-132, nov. 2018. Disponível em: https://pubmed.ncbi.nlm.nih.gov/30385618/.

MOLINARI, P. C. C. "Crianças com condições crônicas complexas – Cultivar a consciência do prognóstico." In: BARBOSA, S. M. M.; MOLINARI, P. C. C. *Cuidados Paliativos Pediátricos – Auxílio na atuação do pediatra*. São Paulo: Atheneu, 2024, p. 241-245.

MOREIRA, M. C. N. *et al*. "Recomendações para uma linha de cuidados para crianças e adolescentes com condições crônicas complexas de saúde." In: *Cadernos de Saúde Pública*, v. 33, 2017. Disponível em:

https://www.scielo.br/j/csp/a/YMz78XyCYCKT9Czd4C78xGv/abstract/?lang=pt.

MOURA, E. C. *et al.* "Complex chronic conditions in children and adolescents: hospitalizations in Brazil, 2013." *Ciência Saúde Coletiva*, 22: 2727-2734, 2017.

OMS. *Cuidados inovadores para condições crônicas: componentes estruturais de ação. Relatório mundial.* Brasília: Organização Mundial da Saúde, 2002.

OPEL, D. J. "A 4-step framework for shared decision-making in Pediatrics." *Pediatrics*, v. 142, 2018. Disponível em: https://pubmed.ncbi.nlm.nih.gov/30385621/.

ORKIN, J. *et al.* "Toward an understanding of advance care planning in children with medical complexity." *Pediatrics*, v. 145, mar. 2020. Disponível em: https://pubmed.ncbi.nlm.nih.gov/32054820/.

RIETJENS, J. A. C. *et al.* "Definition and recommendations for advance care planning: an international consensus supported by the European Association for Palliative Care." *Lancet Oncology*, v. 18, n. 9, set. 2017. Disponível em: https://pubmed.ncbi.nlm.nih.gov/28884703/.

SILVA, J. "Compreendendo o itinerário deliberativo: dilema, problema, prudência e o caminho do meio." In: *Bioética clínica e deliberação moral – casos clínicos*. Bueno Brandão: Editora PlenaVoz, 2023, p. 19-29.

______. "Deliberação em pediatria: Método prudente de tomada de decisão." In: SILVA, J.; JOUAN, C. E.; MEDEIROS, P. *Bioética em Pediatria*. São Paulo: Memnon, 2021, p. 96-105.

______; MEDEIROS, P. "Tomada de decisões complexas." In: SILVA, J. *Bioética clínica e deliberação moral – casos clínicos*. Bueno Brandão: Editora PlenaVoz, 2023, p. 30-43.

Transtorno do espectro autista e o atendimento médico nas emergências: considerações éticas

Ciana Santos Indicatti

O transtorno do espectro autista (TEA) é um transtorno do neurodesenvolvimento que manifesta seus sintomas de maneira precoce, geralmente antes do terceiro ano de vida.

É caracterizado por gerar prejuízos na comunicação, dificuldade na interação social e pela presença de comportamentos e/ou interesses repetitivos ou restritivos tanto para coisas quanto para pessoas. Tais prejuízos acabam por afetar o desenvolvimento pessoal, social e pedagógico e, posteriormente, no âmbito profissional (Castro, 2023).

Epidemiologia

Em dezembro de 2020, o Centro de Controle de Prevenção e Doenças (CDC) divulgou que uma em cada 44 crianças é diagnosticada com TEA, e a prevalência é de 4,2 meninos para 1 menina.

Dados publicados em março de 2023 também pelo CDC estimam que, nos Estados Unidos, uma em cada 36 crianças, aos 8 anos, seja autista. Isso significa 2,8% dessa população. Ainda não temos a prevalência real do TEA no Brasil, mas se considerarmos esses números, devemos ter em torno de 6 milhões de autistas no nosso país. Esse mesmo estudo ainda traz uma maior prevalência em meninos, na proporção de 3,8 para cada menina (Castro, 2023; Kerches, 2022).

Um breve histórico

O TEA, ao longo dos anos, foi sendo desmembrado de diversas formas. Foi muito subdiagnosticado e confundido com patologias que já eram conhecidas. A palavra "confundido" talvez não seja a melhor empregada nesse contexto, mas algo como uma "dificuldade" de se entender e nomear algo novo, algo sobre o que não se tinha compreensão. A tendência da ciência, contudo, muitas vezes é tentar encaixar primeiramente o desconhecido em algo sobre o que já se tenha domínio.

O primeiro relato que temos do uso do termo "autismo" data de 1908, com Eugen Bleuler, que usou a palavra, que significa "ações em torno de si", para identificar pessoas com esquizofrenia.

Descrevia a fuga da realidade para um mundo interior observado em pacientes esquizofrênicos. Em 1943, o psiquiatra austríaco Leo Kanner tratou sobre os distúrbios autísticos de contato afetivo – "Autistic disturbances of affective contact" –, estabelecendo dois critérios definidores para o que classificava como a tal disfunção: tendência à solidão e necessidade de rotina.

Em 1952, a Associação Americana de Psiquiatria publicou a primeira edição do *Manual Diagnóstico e Estatístico de Doenças Mentais DSM-1*. Nesta primeira edição, os diversos sintomas de autismo eram classificados como um subgrupo da esquizofrenia infantil, não sendo entendido como uma condição específica e separada. Já em 1964, o psicólogo Bernard Rimland, pai de uma criança autista, escreveu a seguinte publicação: "Autismo infantil: a síndrome e suas implicações para uma teoria neural do comportamento".

Passados alguns anos, temos então Michael Rutter, que, em 1978, classificou o autismo como um distúrbio do desenvolvimento cognitivo, criando um marco na compreensão do transtorno, dando corpo e nome ao que muitos não entendiam e nem dimensionavam. Em 2013, o *DSM-5* passa a abrigar todas as subcategorias do autismo em um único diagnóstico: Transtorno do Espectro Autista (TEA).

No contexto brasileiro, em 2012, é sancionada a Lei Berenice Piana (12.764/12), que instituiu a Política Nacional de Proteção dos Direitos da Pessoa com Transtorno do Espectro Autista. Este foi um marco legal relevante para garantir direitos aos portadores de TEA. Essa legislação determina o acesso a um diagnóstico precoce, tratamento, terapias e medicamentos pelo Sistema Único de Saúde (SUS); à educação e à proteção social; ao trabalho e a serviços que propiciem a igualdade de oportunidades.

Em 2015 também surgiu o Estatuto da Pessoa com Deficiência (Lei 13.145/15), que determina assegurar e promover, em condições de igualdade, o exercício dos direitos e das liberdades fundamentais por pessoa com deficiência, visando à sua inclusão social e cidadania, a qual aumenta a proteção aos portadores de TEA. No ano de 2020, entra em vigor a Lei 13.977, conhecida como Lei Romeo Mion: neste texto, há a criação da Carteira de Identificação da Pessoa com Transtorno do Espectro Autista (CIPTEA), emitida de forma gratuita sob a responsabilidade de estados e municípios. Tem o papel de facilitar o acesso a direitos previstos na Lei Berenice Piana.

O ano de 2023 nos traz o avanço e a concretização desses direitos através da Lei 14.626 – a qual prevê atendimento com prioridade em diversos estabelecimentos, como bancos e hospitais, para pessoas com Transtorno do Espectro Autista, com mobilidade reduzida e doadores de sangue (*Autismo e realidade*, 2020).

Quem serão esses pacientes nas nossas emergências?

No ambiente hospitalar, na emergência, pacientes com TEA podem ter interação social e comunicação prejudicadas pela alteração na sua rotina diária (Cohen-Silver, Muskat e Ratanapalan, 2014; Loo Cy, Graham e Hughes, 2009). Toda a alteração na rotina do paciente com TEA pode de alguma forma desencadear ansiedade extrema. O desconhecido (aqui citamos o ambiente hospitalar) é um potencial desencadeante desse tipo de comportamento. Muitas vezes essa exposição pode se manifestar com comportamento difícil, causando desafios para a criança, a família e a equipe de saúde (Muskat e Ratanapalan, 2014).

A quebra da rotina é um dos principais desencadeantes de estresse no TEA. O ambiente hospitalar apresenta uma sobrecarga sensorial: barulho, luzes, circulação de muitas pessoas. É uma quebra total de equilíbrio com muitas informações simultâneas. Os estudos são limitados sobre como devemos olhar e agir em relação a esses pacientes e suas famílias, quando existe a necessidade de atendimento nesse tipo de serviço (*Idem*).

Cohen-Silver *et al.* apresentam um estudo em um centro terciário no Canadá, relatando atendimentos de pacientes com TEA. Os autores relatam um total de 160 consultas envolvendo 130 pacientes com autismo. As visitas foram categorizadas como relacionadas às seguintes causas: infecção (20%), lesões (15%), gastrointestinais (15%), neurológicas (13%), comportamentais (10%), dentárias (3%) e outras queixas (45%). Descobriu-se que um total de 79% dos 160 pacientes estudados apresentava comorbidades de saúde, algo esperado dentro do TEA, incluindo epilepsia e constipação. Salientaram sobre pacientes com condições médicas subjacentes – o que pode ser de difícil investigação sem envolver seus cuidadores (*Idem*; Mark *et al.*, 2019).

Os esforços para melhorar o atendimento desses pacientes em unidades de emergência exigem uma compreensão de maneira individualizada sobre cada paciente (Mark *et al.*, 2019). Deve-se sempre levar em consideração a perspectiva dos cuidadores, pois são eles que conhecem melhor o paciente, seu comportamento e suas possíveis reações.

Compreendendo as necessidades do TEA no cenário da emergência e suas nuances bioéticas

A Bioética tem se desenvolvido de modo extremamente veloz desde a sua origem, na segunda metade do século XX, reconhecendo-se a publicação de Potter como o marco de seu nascimento, com substancial desenvolvimento de correntes e modelos.

O principialismo foi a primeira corrente bioética a se estruturar de maneira ética à abordagem das necessidades desses pacientes no cenário de um atendimento de emergência. De acordo com a abordagem principialista, segundo citam em seu texto Beauchamp e Childress (2002, *apud* Monteiro, 2023), a ação eticamente adequada é aquela que se orienta por princípios morais universalmente aceitos. Considera-se então como princípios fundamentais a beneficência, a não maleficência, o respeito à autonomia e a justiça. O principialismo converteu-se na mais conhecida das teorias bioéticas devido à capacidade de abordar os dilemas morais de forma técnica, com clareza e objetividade, permitindo soluções rápidas para conflitos surgidos no âmbito do atendimento em saúde e da pesquisa bioética.

A ética do cuidar é uma forma de compreensão do agir ético e se baseia em cinco ideias centrais: atenção moral, compreensão com simpatia, consciência das relações, acomodação e resposta. Ela questiona os valores da imparcialidade, impessoalidade e equidade. Questiona não necessariamente o que seria justo, mas sim como se poderia responder às necessidades das pessoas envolvidas na situação particular de que se está a tratar (Monteiro, 2023). É uma das primeiras demonstrações de valorização do cuidado nas relações entre sujeitos da área da saúde, e parte para uma maior atenção às emoções e singularidades em que estão envolvidas algumas pessoas em acontecimentos especiais em suas vidas. Objetiva a valorização do cotidiano, a interconexão e interdependência humanas. O doente, e não a doença, constitui o foco do cuidado, estendendo-se este às relações que envolvem paciente, profissionais de saúde, família ou um representante legal. É a humanização do cuidado.

Diversos cenários podem ser pensados para uma melhor compreensão e abordagem dos pacientes com TEA. Algo que urge como ponto a ser melhorado de maneira global, no que tange ao atendimento desses pacientes, é a familiarização dos profissionais de saúde com as características individuais dos pacientes com TEA. Essa familiarização é necessária para que os cuidados de emergência sejam adaptados às necessidades de cada paciente, levando em conta suas preferências sensoriais, comunicação e tolerância a mudanças.

Nessa busca por um melhor entendimento das necessidades específicas do TEA, a beneficência se coloca de maneira prioritária: ela impõe ao médico e demais profissionais de saúde o dever de sempre agir em benefício do paciente, favorecendo seus interesses e fazendo o possível para reestabelecer sua saúde, buscando não somente a cura da doença, mas também proporcionar ao paciente, de forma integral, o máximo benefício possível (Monteiro, 2023). Manning (1998, *apud* Monteiro, 2023) fala que a voz do cuidado compreenderia os agentes morais inseridos em seus contextos sociais específicos, com suas relações e narrativas pessoais, incluindo o cuidar.

O ambiente do pronto-socorro pode ser altamente estimulante sensorialmente, o que tende a causar uma sobrecarga sensorial nesses pacientes e a desencadear reações diversas. Nessa esfera, cabe aos profissionais envolvidos a tentativa de minimizar essa sobrecarga, mas sem que isso comprometa a qualidade dos cuidados na emergência.

A identificação precoce alertará o médico e a equipe para reduzir a ansiedade da criança, agilizar o atendimento e melhorar experiência do paciente. Os pais e cuidadores desempenham um papel muito importante no manejo de crianças autistas nesses ambientes. Pode-se perguntar o que normalmente acalma o paciente e se trouxeram alguns dos objetos especiais ou favoritos dele, como um tablet, um cobertor, ou um brinquedo especial com eles (Mark *et al.*, 2019). Além dessas medidas, podia-se pensar como estratégia a priorização do atendimento desse paciente em relação aos demais, para reduzir a exposição a tantos estímulos sonoros e visuais. E, virtude disso, esta prática surge como imposição da Lei 14.626 de 2023: esses pacientes têm prioridade nesses locais.

Essas medidas proporcionam um atendimento humanizado dentro dos preceitos éticos, destacando novamente a beneficência, mas principalmente a não maleficência. A máxima "*primum non nocere*", de Hipócrates. Não se deve causar dano intencional à pessoa. Pequenas medidas de adequação ao atendimento, desde a chegada desses pacientes na porta de entrada, garantem um cuidado mais compassivo.

Quando esses pacientes estão em um ambiente novo e desconhecido, como a emergência, eles podem exibir comportamentos para expressar suas frustrações e ansiedade, e podem ter colapsos. Outros comportamentos socialmente inadequados, como violência, hostilidade, raiva, automutilação ou comportamentos repetitivos também podem ser vistos (Mark *et al.*, 2019; Riney *et al.*, 2019).

Nesses momentos, cabe à equipe a tentativa de manejar esses comportamentos de forma segura, protegendo tanto o paciente quanto a equipe que presta o atendimento. O cuidador é fundamental nessa interface equipe-paciente, pois ele sabe como conduzir as particularidades desse paciente e sinalizar o que se pode fazer para uma melhor adequação dessa situação.

Pacientes com TEA normalmente são um desafio em relação à comunicação e isso pode ser uma barreira significativa para um atendimento. Aqui temos a necessidade de um manejo de equipe que utilize métodos eficazes de comunicação para que se consiga entender as necessidades desse paciente. Mais uma vez o cuidador é parte indispensável para mediar esse atendimento.

Esses pacientes são um desafio constante e muitas vezes a equipe de saúde, mais especificamente o médico, pode atribuir a procura do atendimento e a queixa apenas ao TEA, atrasando muitas vezes o diagnóstico da patologia que levou a procurar a emergência.

Na temporalidade do atendimento conforme a queixa, normalmente trazida pelo cuidador, haverá a necessidade de intervenções invasivas nesse paciente, como coleta de sangue ou procedimentos cirúrgicos, dependendo do diagnóstico. Nesse momento, o profissional deve ponderar se tais intervenções são absolutamente necessárias e, caso sejam, articular maneiras de minimizar o estresse associado a isso.

Do ponto de vista da Bioética, essas barreiras necessitam ser transpostas. Lembramos que Aristóteles falava que casos iguais devem ter tratamentos iguais e casos desiguais devem ser tratados desigualmente na medida de suas necessidades. Dentro dos princípios materiais da justiça distributiva, também se cita que cada um recebe de acordo com a sua necessidade (Monteiro, 2023). Fica claro que a atenção dispensada a esses pacientes deve ser diferenciada em todos os momentos dentro de um serviço de emergência.

Mesmo que os pacientes com TEA tenham dificuldade de comunicação e algumas vezes de compreensão, é importante respeitar sua autonomia e incluí-los na medida do possível nas decisões sobre o seu tratamento, levando em consideração suas capacidades e preferências individuais.

Ana Flávia Coelho, Anelise Costa e Maria Lima (2013) trazem a diferença entre o conceito de autonomia e o princípio do respeito à autonomia. Respeitar a autonomia das pessoas é um dever moral. Envolve reconhecer valores, o pluralismo ético-social, aspirações e o ponto de vista de cada um, e ainda proporcionar as condições para que as ações autônomas possam ser realizadas.

Muito, ou quase que exclusivamente, se fala em TEA em crianças, mas além de termos essa situação em adultos hoje, essas crianças irão crescer passando pela adolescência e idade adulta. É muito comum adultos receberem outros diagnósticos durante a vida antes de chegarem ao de autismo, como por exemplo: TDAH (Transtorno de Déficit de Atenção/ Hiperatividade), bipolaridade, ansiedade e depressão, entre outras condições.

Isso acontece principalmente porque muitos dos comportamentos acabam recebendo justificativas, como: "ela só é tímida", "ela é muito fria", "ele gosta de ficar no canto dele", "ela é fresca", "só é mimado", "ela é estranha", "é uma mania", "é falta de personalidade" (Castro, 2023). Pensando nesse contexto, do crescimento e de diagnósticos tardios em fase adulta, precisamos pensar que esses pacientes com alguma capacidade de compreensão podem, igualmente, ter capacidade de consentir sobre os procedimentos que podem ser necessários no atendimento de emergência.

Segundo Loch, Kipper e Colet (2014), o princípio de respeito à autonomia impõe ao profissional de saúde o dever de informar ao paciente da forma mais ampla e completa possível, para que se consiga uma "compreensão adequada do problema, condição essencial para que o paciente possa decidir".

Beauchamp e Childress (2002, *apud* Monteiro, 2023), adicionalmente, afirmam que, para que uma ação seja autônoma, se faz necessário apenas "um grau substancial de entendimento e de liberdade de alguma coerção, e não um entendimento pleno ou uma completa ausência de influência".

No sentido de melhorar o atendimento dos pacientes com TEA nas emergências, alguns pontos podem auxiliar e fazer com que a experiência do paciente e de seu cuidador seja a melhor possível, com um atendimento humanizado extremamente interligado à excelência técnica. Pode-se desenvolver um plano para o atendimento em emergência. A identificação precoce de crianças com TEA ajuda o paciente, os pais e os prestadores de cuidados de saúde, reduzindo os tempos de espera, antecipando certos comportamentos e tendo um plano de manejo em vigor (Mark *et al.*, 2019).

A comunicação normalmente é melhor feita através do cuidador. Dicas visuais ou imagens podem ser muito úteis para algumas crianças não-verbais. Explicar o que será feito pode ser uma forma eficaz de preparar o paciente para a intervenção, de modo que a equipe de saúde esteja ciente das possíveis respostas dele e seja capaz de tomar as medidas necessárias para garantir a segurança de todos (Giarelli *et al.*, 2014).

Os planos também devem ser modificados e alterados dependendo dos efeitos sobre o paciente. Kits de enfrentamento para crianças com TEA foram testados em hospitais pediátricos e demonstraram ser eficazes para acalmar e melhorar a cooperação durante os procedimentos. Os kits de enfrentamento neste estudo incluíam horários, histórias sociais, itens de regulação sensorial e atividades de entrada sensorial (como observar algo girar, segurar e manipular um item com as mãos ou pronunciar um item) (Giarelli *et al.*, 2014).

Ainda há muito a se estudar, entender e respeitar o TEA. É um desafio ético-médico importante. Remetendo novamente à fala de Aristóteles: casos desiguais devem ser tratados desigualmente, e, transpondo para a atualidade, o TEA deve ser tratado de maneira "desigual", visando o respeito às suas particularidades e necessidades.

Referências bibliográficas

CASTRO, Thiago. *Simplificando o Autismo*. São Paulo: Literare Books, 2023.

COELHO, Ana Flávia; COSTA, Anelise Krause; LIMA, Maria da Glória. "Da ética principialista para a bioética da intervenção: sua utilização na área da saúde." *Tempus – actas de saúde coletiva*, 7 (4): 239-253, 2013. Disponível em: https://www.researchgate.net/publication/281593886_Da_etica_principialista_para_a_bioetica_de_intervencao_sua_utilizacao_na_area_da_saude.

FUNDAÇÃO José Luiz Egydio Setúbal. *Autismo e realidade*, 2020. Disponível em: https://autismoerealidade.org.br/.

GIARELLI, E. *et al.* "Sensory stimuli as osbtacles to emergency care for children with autism spectrum disorder." *Advanced Emergency Nursing Journal*, 36: 145-163, 2014. Disponível em: https://pubmed.ncbi.nlm.nih.gov/24785668/.

KERCHES, Débora. *Autismo ao longo da vida*. São Paulo: Literare Books, 2022.

LOO, C. Y.; GRAHAM, R. M.; HUGHES, C. V. "Behavior guidance in dental treatment of patients with autism spectrum disorder." *Journal of Paediatric Dentistry*, 19: 390-398, 2009.

MARK, S. *et al.* "Caring for children with autism in an emergency department setting." *Pediatric Emergency Care*, 37 (12): 977-980, 2021. Disponível em: https://pubmed.ncbi.nlm.nih.gov/33170575/.

MONTEIRO, Fábio de Holanda. *Autonomia da criança em cuidados paliativos e pediátricos: uma abordagem jurídica e bioética*. Belo Horizonte: Ed. Fórum, 2023.

Malformações congênitas e neuroplasticidade: como tomar decisões

Angela Mitiyo Ikeda

Introdução

A presença de uma malformação numa gestação interrompe os planos e expectativas da gestante, da família e da equipe de saúde envolvida, gerando enlutamento da criança idealizada pela real, com preocupações, angústias, culpas e tristezas. E neste cenário, é importante compreender e acolher essas frustrações na tentativa de minimizar o sofrimento, principalmente da gestante, com um atendimento humanizado e integral do feto e depois do neonato, garantindo sua dignidade, com foco no seu melhor interesse. O diagnóstico de uma malformação, contudo, não define o destino da criança.

A relação entre malformações congênitas e neuroplasticidade pode ser complexa, e as tomadas de decisões envolvem vários aspectos que incluem: o diagnóstico correto no pré-natal; as opções de tratamento e a qualidade dos centros de referência; o prognóstico; as crenças, os valores e os aspectos psicológicos dos pais; e, finalmente, a qualidade de vida após o nascimento.

Malformações congênitas

Anomalias fetais, malformações congênitas ou defeitos congênitos são todas as anomalias funcionais ou estruturais do desenvolvimento fetal decorrentes de fatores originados anteriormente ao nascimento. Podem ser estruturais, funcionais, metabólicas ou comportamentais; únicas ou múltiplas; de grande ou pequeno significado clínico; ou desconhecidas, mesmo que o defeito não seja aparente no recém-nascido ou que se manifeste mais tardiamente (Ramos, Corradini e Neme, 1974).

As anomalias congênitas, além de serem responsáveis por uma elevada mortalidade perinatal, são encontradas em grande porcentagem nos abortamentos, sugerindo ser essa a evolução natural de grande parte das gestações cujos fetos apresentam anomalias embrionárias (*Idem*).

As malformações congênitas têm importância na mortalidade perinatal. A prevalência na população é de 2 a 3%, representando 20 a 30% das mortes perinatais. É importante seu diagnóstico durante o pré-natal como forma de oferecer ao casal aconselhamento genético apropriado e, quando possível, planejar a terapêutica com as opções de interrupção judicial da gestação, terapias intrauterinas e assistência neonatal especializada ao recém-nascido malformado (Livera, 1989).

As anomalias podem ser classificadas em *major*, ou maiores, e *minor*, ou menores. As malformações menores são aquelas sem consequências graves para a saúde e/ou estética do paciente; já as maiores são aquelas letais, incuráveis ou graves e com alto risco de déficit residual. Além disso, as anormalidades estruturais fetais podem ser classificadas conforme seu período de aparecimento, podendo ser precoces, quando já estão presentes no primeiro trimestre de gestação (por exemplo: anencefalia, espinha bífida), ou tardias, quando ocorrem no decorrer da gestação (por exemplo: rins multicísticos) (Jones, 1997).

Algumas malformações não são passíveis de diagnóstico precoce (por exemplo: estenose duodenal), enquanto outras podem ser diagnosticadas já no primeiro trimestre (Zugaib, 2012).

É importante que os setores de diagnóstico das instituições onde se faz o pré-natal conheçam a incidência e os padrões dos diferentes tipos de malformações congênitas e o perfil da população à qual a assistência é prestada. Isso viabiliza o planejamento de serviços de saúde adequados a estas condições, e o desenvolvimento de programas de prevenção. Nesse sentido, ainda, é importante se atentar para o planejamento de um ambiente onde todos os requisitos sejam atendidos. Considerando um centro terciário, deve-se incluir o adequado aconselhamento prévio à gestação, o uso de métodos diagnósticos sofisticados para investigação e acompanhamento pré-natal em casos selecionados, assistência individualizada ao parto, possibilidade de atenção neonatal específica, além do seguimento psicológico necessário a essas situações (Moron, 1995).

A ultrassonografia é o método mais efetivo para o diagnóstico pré-natal de malformações fetais. No Brasil, a sensibilidade e especificidade da ultrassonografia morfológica fetal em diagnosticar adequadamente defeitos estruturais no feto está em torno de 83,5% e 99,8%, respectivamente (Gonçalves, 2000). Estes números fazem da ultrassonografia um instrumento confiável quanto à detecção de anomalias congênitas maiores, especialmente quando o exame é realizado entre 20 e 24 semanas de gestação (Zugaib, 2012; Amaral, 2010).

Diante do diagnóstico de uma malformação fetal precocemente identificada através da ultrassonografia morfológica fetal, e com o auxílio da genética, os pais podem tomar conhecimento acerca do prognóstico do feto, da probabilidade de outras anomalias associadas e do risco de recidiva para futuras gestações (*Idem*). Como 80 a 90% das malformações congênitas ocorrem em gestantes que não apresentam fator de risco identificável, a ultrassonografia morfológica deve ser oferecida a todas as grávidas durante o pré-natal (Zugaib, 2012).

Surgida em 1984 como especialidade médica, a Medicina Fetal trouxe mais segurança e certeza diagnóstica pré-natal de doenças ditas como incompatíveis com a vida extrauterina ou com elevado índice de letalidade.

Através de sua atuação, os cursos naturais de doenças anteriormente apontadas como incompatíveis com a vida extrauterina foram alterados – os quais, antes, dificultavam a definição de um prognóstico e também de um planejamento terapêutico a longo prazo, por falta de previsibilidade do desenvolvimento na vida extrauterina. Agora, levando-se em conta a neuroplasticidade em casos de malformações do Sistema Nervoso (SN), outros resultados são possíveis.

Tipos de malformações congênitas

Dentre as malformações congênitas, as mais comuns são as cardíacas e do Sistema Nervoso Central (SNC). As principais malformações, em geral, inclusive as neurológicas, podem ser detectadas no USG morfológico, realizado entre a 20ª e a 22ª semana de gestação. Em alguns casos, a malformação pode não ser vista, sendo identificada apenas em ultrassonografias do terceiro trimestre ou mesmo após o parto.

As malformações do SNC ocorrem em 5,3 a cada 1.000 nascidos vivos, sendo sua incidência ainda maior em produtos de abortamento e óbitos fetais. A gravidade dessas malformações é muito variável, indo de malformações compatíveis com risco mínimo de sequelas a condições incompatíveis com a vida extrauterina, como anencefalia (Zugaib, 2012; Amaral, 2010).

Neuroplasticidade

Até o final do século XX, o cérebro era compreendido como um órgão que se assemelhava a uma máquina complexa composta por peças com funções específicas. Isso significava que cada uma dessas peças representava uma função mental geneticamente predeterminada e, portanto, imutável. Essa concepção, chamada de localizacionismo, sugeria que cada parte anatômica cerebral era responsável por uma função (Finger e Stein, 1982). O localizacionismo estendeu-se também aos sentidos (visão, tato, audição, paladar etc.), ou seja, teorizou-se que cada sentido possuiria um tipo de célula receptora especializada que, quando estimulada, enviaria um sinal elétrico (por meio do nervo) a uma área completamente específica do encéfalo, capaz de decodificar aquele sinal. Assim, uma área anatômica cerebral responsável por um dos sentidos não poderia decodificar o sinal de outro.

Essa visão de um cérebro fisicamente estruturado, no qual cada função tem uma localização exata, deixava pouco espaço para a neuroplasticidade (a capacidade de mudança, adaptação e formação de novos neurônios do sistema nervoso), e isso significaria que, ao sofrer danos, o cérebro não poderia recuperar sua função perdida (Doidge, 2007). A teoria localizacionista ganhou força em 1861, quando Paul Broca descobriu uma área cerebral no lobo frontal esquerdo responsável pela linguagem (*Idem*). Assim, ele pôde relacionar essa área diretamente com a expressão da linguagem (área conhecida até hoje como "área de Broca"). Na época, essa descoberta foi amplamente divulgada como uma comprovação do localizacionismo, que tinha como expressão "uma função, uma localização" (Finger e Stein, 1982).

A visão de um cérebro localizacionista foi perdendo espaço para uma compreensão de um sistema nervoso mais dinâmico, adaptável e capaz de se reorganizar, o que foi chamado de *neuroplasticidade*. A neuroplasticidade pode ser definida como a habilidade do sistema nervoso de mudar sua atividade, em resposta a estímulos internos ou externos, por meio da reorganização de sua estrutura, funções e conexões (Mateos e Rodríguez, 2019). Dados científicos atuais sugerem que, a cada atividade, o cérebro muda a própria estrutura, aperfeiçoa seus circuitos e fica mais apto às diversas tarefas (Change, 2014).

O conceito de plasticidade cerebral merece destaque por significar, em grande medida, uma revolução científica, em função da superação das noções retrógradas de cérebro "fragmentado" (em que cada parte, isoladamente, seria responsável por uma função) e "estático" (fixo, imutável). Nesse viés, a popularização do conceito de plasticidade cerebral, a partir do avanço da ciência moderna, permite-nos (re)pensar aspectos inerentes à capacidade cognitiva do ser humano e ao seu processo de desenvolvimento e aprendizagem em inúmeros campos do saber.

A plasticidade cerebral deve ser distinguida entre os seguintes conceitos: "plasticidade cerebral"; "plasticidade neuronal"; "plasticidade neural" e "plasticidade sináptica". Cumpre elucidar, inicialmente, que os conceitos dos diversos tipos de plasticidade podem ser compreendidos de forma sinonímica. Em termos gerais, todos os conceitos orbitam em torno da noção de capacidade adaptativa do cérebro em diferentes espectros: biológico, físico, cognitivo, mental, entre outros. A delimitação mais precisa de cada conceito, contudo, pode significar um entendimento mais profundo da discussão científica, haja vista que cada acepção realça pontualmente um objeto de estudo a ser considerado: o cérebro, ou o Sistema Nervoso Central (SNC), o sistema nervoso, os neurônios ou as sinapses.

Nos seres humanos, entretanto, a reflexão sobre a plasticidade pode ser vista sob uma ótica mais complexa: ainda que com cérebros similares (do ponto de vista anatômico, fisiológico e bioquímico), humanos podem apresentar comportamentos que diferem de uma pessoa para outra, e tal diferença no comportamento reflete a plasticidade do cérebro para se adaptar ao meio (Oda, Sant'ana e Carvalho, 2008; Colino, Muñóz e Vara, 2002). Nesse viés, essa "plasticidade" geral, enquanto capacidade adaptativa que contempla contingências filogenéticas e ontogenéticas, pode estar atrelada especificamente ao cérebro, ao sistema nervoso, aos neurônios ou às sinapses, o que nos permite a interpretação/sistematização descrita a seguir:

Plasticidade cerebral: referente ao cérebro e à sua capacidade de modificação ao longo da vida. No que tange a esse aspecto, cumpre elucidar que, há alguns anos, acreditava-se que o tecido cerebral não contava com capacidade regenerativa. Por conseguinte, não se podia aclarar como, apesar disso, pacientes com lesões severas invalidantes, por exemplo, conseguiam determinadas recuperações.

A esse respeito, explica-se: a recuperação cerebral pode ocorrer gradativamente. Entretanto, os ganhos funcionais podem continuar por anos após a lesão. O grau de recuperação depende de diversos fatores, entre eles: idade, área comprometida do cérebro, quantidade de tecido nervoso afetado, mecanismos de reorganização cerebral, assim como fatores ambientais e psicossociais (Aguilar-Rebolledo, 1998). Em adição, a plasticidade cerebral pode, em lugar de ser entendida com ênfase no cérebro, ser definida como a capacidade adaptativa do SNC, "permitindo modificações na sua própria organização estrutural e funcional" (Oda, Sant'ana e Carvalho, 2008, p. 173). A opção pelo SNC, na qual o cérebro tem papel de destaque, aumenta a área de alcance do conceito. Nesse viés, os mecanismos através dos quais ocorre a plasticidade cerebral incluem modificações neuroquímicas, sinápticas, do receptor, da membrana e ainda de outras estruturas neuronais (Aguilar-Rebolledo, 1998).

Plasticidade neural: a plasticidade neural pode ser definida genericamente como uma mudança adaptativa na estrutura e nas funções do sistema nervoso que ocorre em qualquer estágio da ontogenia, como função de interações com o ambiente interno ou externo, ou, ainda, como resultado de injúrias, de traumatismos ou de lesões que afetam o ambiente neural (*Idem*).

Por essa concepção, e em comparação com o conceito de plasticidade cerebral supracitado, podemos destacar que este último trata do SNC, enquanto o primeiro conceito trata de todo o SN, composto tanto pelo SNC quanto pelo Sistema Nervoso Periférico (SNP). Tendo em vista que o processo evolutivo "resultou em cérebros com uma abundância de circuitos neurais que podem ser modificados pela experiência" (*Ibidem*, p. 171), e que tais circuitos neurais podem passar por modificações na estrutura neuroquímica de seus elementos, sobretudo no nível morfológico, podemos englobar tais modificações também dentro do conceito de "plasticidade neuronal".

Além disso, é fundamental considerar que tal plasticidade neural "está presente em todas as etapas da ontogenia, inclusive na fase adulta e durante o envelhecimento" (*Ibidem*, p. 171). Essa premissa é recente: a capacidade de modificação do sistema nervoso em função de suas experiências, tanto em indivíduos jovens como em adultos e idosos, foi reconhecida apenas nas últimas décadas.

Plasticidade neuronal: referente aos neurônios. Como estes não se dividem, sua destruição representa uma perda permanente. Contudo, seus prolongamentos "dentro de certos limites podem se regenerar" (*Idem*). A plasticidade neuronal é máxima durante o desenvolvimento, mas está retida em parte no SNC adulto, manifestando-se como uma resposta a alterações de níveis hormonais, aprendizado de novas habilidades, resposta a alterações do meio e lesões.

Entre os tipos e modificações que caracterizam a plasticidade neuronal, distinguem-se: (1) modificações que permitem manter as características dos elementos funcionais do sistema nervoso perante agressões, sejam físicas, químicas ou metabólicas; (2) variações observadas no curso da diferenciação e amadurecimento do sistema nervoso; e (3) mudanças no curso do processamento de informações e conduta adaptativa, que incluem distintos tipos de aprendizagem e armazenamento de informações.

Plasticidade sináptica: referente às sinapses (entre os neurotransmissores). Plasticidade sináptica pode ser definida como sendo as mudanças que ocorrem nas conexões interneuronais como plasticidade da expressão de moléculas neuroativas que levam a um aumento ou redução da síntese de diferentes neurotransmissores. Desse modo, o termo "plasticidade" é usado em tantas situações que há o risco de perda do seu significado original e o valor que tem para descrever alguns processos típicos e característicos do sistema nervoso (*Idem*).

A plasticidade sináptica em longo prazo é o conjunto de mudanças na eficácia sináptica que permanecem por mais de meia hora; a plasticidade sináptica, em curto prazo, é a que dura menos. Os mecanismos responsáveis pela expressão dessa plasticidade localizam-se pré-sináptica e pós-sinapticamente (Colino, Muñóz e Vara, 2002), com a plasticidade sináptica englobando alterações moleculares como: alterações conformacionais em moléculas de membrana, previamente existentes; alterações químicas de molécula de membrana, por fosforilação, acetilação ou metilação; alterações de conformação das proteínas receptoras; libertação ou descobrimento de receptores inativos e aumento dos sítios de ligação para moléculas transientes.

Em suma, portanto, a plasticidade cerebral pode ser entendida como esse conceito maior, amplo, que trata de modo generalista das funções adaptativas do cérebro. Por outro lado, as delimitações mais específicas do conceito apontam para divergências do objeto em questão: a "plasticidade cerebral" refere-se ao SNC, a "plasticidade neural" refere-se ao SN, a "plasticidade neuronal" refere-se aos neurônios, e a "plasticidade sináptica" refere-se às sinapses (Oda, Sant'ana e Carvalho, 2008).

Malformações Congênitas *x* Neuroplasticidade

Nas malformações congênitas, a neuroplasticidade pode desempenhar um papel importante na recuperação e na adaptação do sistema nervoso afetado, mas com difícil quantificação desta neuroadaptação, quando o paciente é avaliado pontualmente e no início da vida extrauterina.

Quando há malformação, podem ocorrer lesões ou anomalias no desenvolvimento do cérebro desde o intraútero, repercutindo no desenvolvimento após o nascimento, com trajetórias de vida únicas.

O cérebro fetal ainda está em desenvolvimento ativo na gestação e é capaz de compensar algumas dessas anomalias através da reorganização de conexões neurais e de redistribuição de funções, permitindo que o feto desenvolva habilidades adaptativas para compensar as áreas afetadas.

No entanto, a extensão da neuroplasticidade e a capacidade de recuperação dependem da gravidade da malformação e de outros fatores intrínsecos de cada caso. Em alguns casos, a plasticidade pode ser bem limitada e o feto pode enfrentar desafios significativos no seu desenvolvimento neurológico pós-natal, com necessidade de intervenções precoces para maximizar o potencial de desenvolvimento. E mesmo com as intervenções precoces, a trajetória de cada criança é única, com uma diversidade imensa de resultados.

Medidas Preventivas

Primária	Prevenção da ocorrência das malformações
Secundária	Interrupção da gestação após o diagnóstico
Terciária	Medidas que visam tratar/minimizar sequelas, reabilitando e integrando o RN

Fonte: "Portal de Boas Práticas em Saúde da Mulher, da Criança e do Adolescente. Diagnóstico e abordagem das malformações fetais" (Fiocruz, IFF, Rio de Janeiro, 2021).

Primárias

Podem ser, por exemplo:

- Vacinação contra agentes infecciosos como a rubéola;
- Uso de ácido fólico;
- Prevenção da exposição a compostos químicos ambientais e às radiações;
- Suspensão de uso de drogas teratogênicas;
- Controle de doenças metabólicas;
- Diagnóstico pré-implantação do embrião em caso de fertilização.

Secundárias

Identificação da malformação intrauterina através de:

- Ultrassonografia obstétrica (principal ferramenta);
- Ecocardiografia fetal;
- Ressonância magnética;
- *Screening* para aneuploidias (USG no 1º trimestre: translucência nucal, osso nasal, ducto venoso, osso maxilar, tricúspide) – alto risco de doenças genéticas;
- Exames invasivos (exemplo: amniocentese).

Segundo o decreto nº 2.848, de 07/12/1940, a interrupção da gestação no Brasil está autorizada quando há:

- Risco de morte materna;
- Estupro.

A Resolução CFM nº 1.989, de 14/05/2012, dispõe sobre o diagnóstico de anencefalia para antecipação terapêutica do parto.

Nos demais casos, é necessária a autorização judicial.

Terciárias

No período pré-natal:

- Punções de cavidade/*shunts*;
- Cirurgias intrauterinas.

Período pós-natal:

- Assistência multidisciplinar ao recém-nascido, com ênfase na abordagem dos Cuidados Paliativos desde o pré-natal.

Tomada de Decisões e Construção de Plano Terapêutico

A tomada de decisões depende de vários fatores:

- Prognóstico: de acordo com cada malformação e intensidade, o prognóstico pode ser variado;
- Seguimento pré-natal com equipe multidisciplinar;
- Determinação de via de parto, com a construção de Plano de Parto durante as consultas;
- Cuidados na sala de parto: a partir da definição do Plano terapêutico, é definida a viabilidade de vida pós-natal, com suporte avançado de vida ou medidas de conforto, com permissão de evolução natural da doença, com acolhimento materno e familiar;
- Cuidados no pós-parto, com encaminhamento para UTI neonatal e prosseguimento dos cuidados inerentes a cada caso;
- Documentação do óbito;
- Aconselhamento pré-natal e pós-natal;
- Especificações em gestações futuras, com acompanhamento.

Considerações finais

Não há critérios objetivos para qualificar uma vida como digna de ser mantida e de fornecer um caminho único e adequado a ser tomado. É necessária a construção de uma boa relação com a família para que a equipe de saúde envolvida consiga compartilhar tomadas de decisões, priorizando sempre o melhor interesse do paciente, garantindo dignidade em todas as suas fases de vida intra e extrauterina.

Idealmente, todo feto com alguma malformação grave deveria ser elegível ao cuidado paliativo perinatal, com planejamento precoce, visando reduzir o sofrimento de todos os envolvidos.

Infelizmente, nem todas as malformações são evitáveis, mas é primordial nos dedicarmos àquelas que são, evitando desgaste emocional ao longo do acompanhamento.

As medidas preventivas em seus diversos níveis são a base para a conduta nas malformações congênitas. Nelas, a plasticidade pode ter um papel importante para a melhoria da qualidade de vida dos fetos afetados, mas é crucial lembrarmos que ela tem limitações e que nem todas as malformações podem ser corrigidas ou compensadas pela neuroplasticidade ao longo de seu crescimento e desenvolvimento.

A tomada de decisões varia de gestante para gestante, de família para família, pois cada uma delas tem seus valores e crenças, que devem ser respeitados na medida do possível, mantendo um suporte psicossocial contínuo, mesmo naqueles em que o desfecho é o óbito, com o luto sendo complicado.

É importante o diagnóstico precoce, no pré-natal, para que a intervenção seja adequada quando necessária e possível, e para que as crianças nasçam em unidades de referência com recursos para melhor atendê-las, e disponham de seguimento posterior com equipe multidisciplinar.

Cada história de vida é única, assim como os planos de cuidados serão individuais. Pode ocorrer desde a interrupção da gestação até também espectros variáveis que incluem a possibilidade de uma vida com limitações que deve ser preservada e protegida.

Referências bibliográficas

AGUILAR-REBOLLEDO, F. "Plasticidad cerebral: antecedentes científicos y perspectivas de desarrollo." *Boletín Médico del Hospital Infantil de México*, 55 (9): 514-525, 1998.

AMARAL, W. N.; CHA, S. C. *Tratado de Ultrassonografia IV: Anomalias Fetais*. Goiânia: SBUS, 2010.

CHANG, Y. "Reorganization and plastic changes of the human brain associated with skill learning and expertise." *Frontiers in Human Neuroscience*, 8: 1-7, fev. 2014.

COLINO, A.; MUNÕZ, J.; VARA, H. " Plasticidad sináptica a corto plazo." *Revista de Neurologia*, 34 (6): 593-599, 2002.

CONSELHO Federal de Medicina. "Resolução CFM nº 1.989 de 14 de maio de 2012." CFM, 2012.

COSTA, A. R.; SILVA, P. L. O.; JACÓBSEN, R. T. "Plasticidade cerebral: conceito(s), contribuições ao avanço científico e estudos brasileiros na área de Letras." *Entrepalavras*, 9 (3): 457-476, set./dez. 2019.

DOIDGE, N. *The Brain That Changes Itself*. Nova Iorque: Penguin, 2007.

FINGER, S.; STEIN, D. *Brain damage and recovery: Research and Clinical Perspectives*. Nova Iorque: Academic Press, 1982.

FUNDAÇÃO Oswaldo Cruz. "Portal de Boas Práticas em Saúde da Mulher, da Criança e do Adolescente. Diagnóstico e abordagem das malformações fetais." Rio de Janeiro, 2 jun. 2021.

GONÇALVES, L. F. "Acurácia da ultrassonografia pré-natal na detecção de anomalias congênitas maiores." *Revista da Sociedade Brasileira de Medicina Fetal*, 5: 5-1, 2000.

GUTIERRÉZ, R. "Plasticidad sináptica y epileptogénesis." *Salud Mental*, 21 (4): 51-54, 1998.

JONES, K. L. *Smith's recognizable patterns of human malformation*. 5. ed. Philadelphia: WB Saunders, 1997.

LIVERA, L. N. "Antenatal ultrasonography to detect fetal renal abnormalities: a prospective screening programme." *British Medical Journal*, 298: 1421-1423, 1989.

MATEOS, A. P.; RODRÍGUEZ, M. A. "The Impact of Studying Brain Plasticity." *Frontiers in cellular neuroscience*, v. 13, fev. 2019.

MORON, A. F. "Diagnóstico pré-natal de malformações congênitas no contexto do sistema de saúde." Tese (Livre-Docência) – Universidade de São Paulo, São Paulo, 1995. Disponível em: https://repositorio.usp.br/item/000744039.

ODA, Juliano Yasuo; SANT'ANA, Débora; CARVALHO, Jaqueline. "Plasticidade e Regeneração Funcional do Sistema Nervoso: Contribuição ao Estudo de Revisão." *Arquivos de Ciências da Saúde da UNIPAR*, v. 6, n. 2, 2008. Disponível em: https://revistas.unipar.br/index.php/saude/article/view/1175.

RAMOS, J. L. A.; CORRADINI, H. B.; NEME, B. "Malformações." In: ALCÂNTARA, P.; MARCONDES, E. *et al. Pediatria Básica*. São Paulo: Sarvier, v. 2, 1974, p. 1614-1616.

ZUGAIB, M. *Obstetrícia*. 2. ed. Barueri: Manole, 2012.

Terminalidade com hemodiálise. Deliberando para eleger o melhor curso de ação possível

Maria Geralda Campos

Caso Clínico

Paciente MN, 75 anos, natural de Parintins (AM) e procedente de SSA-BA, pedreiro e aposentado há 8 anos. Casado com JM, 65 anos, dona de casa, sua companheira de mais de 40 anos de convivência. O casal referia ter 5 filhos, sendo a principal rede de apoio a filha de 36 anos, técnica de enfermagem. Os outros 4 não podiam acompanhar as consultas médicas devido aos seus compromissos de trabalho, mas se encontravam regularmente aos finais de semana. Eram católicos, porém não conseguiam frequentar as Missas Dominicais de costume devido à dificuldade de locomoção e falta de acessibilidade, pois o prédio em que moravam não possuía elevadores.

MN procurou assistência em uma Unidade de Pronto Atendimento com anorexia, edema ascendente e dispneia aos pequenos esforços, já apresentando queixa de astenia há 2 anos. Foi constatada anemia (Hb 5,5g/dL), leucócitos 33.100/mm3 e plaquetas 115k. Foram feitos 2 concentrados de hemácias e MN foi internado para investigação. Foi excluída a hemorragia digestiva por meio de Endoscopia digestiva alta + Colonoscopia, e foi realizada a Tomografia computadorizada de abdômen e tórax, que evidenciou hepatoesplenomegalia. Realizou Ecocardiograma, que evidenciou hipocinesia de parede inferior e acinesia apical, aumento do ventrículo esquerdo e fração de ejeção de VE 38%. Sua função renal estava reduzida, mas sem necessidade de TSR.

MN referiu o histórico de Diabetes Mellitus tipo 2, Hipertensão Arterial Sistêmica, Dislipidemia e Hiperplasia prostática benigna. Em uso de Hidralazina, Metformina, Glibenclamida e Sinvastatina. Ex-tabagista e ex-etilista, tendo iniciado a ingesta de álcool e cigarros aos 15 anos, ambos suspensos aos 60 anos, após receber diagnóstico de Pancreatite, secundária ao álcool. Foram realizadas transfusões de hemácias, MN apresentou melhora parcial dos sintomas e recebeu alta hospitalar para acompanhamento com Clínico Geral. Após 2 meses da alta hospitalar, evoluiu com piora do estado geral e falta de ar, procurando uma Unidade Básica de Saúde e sendo transferido através da Central de Regulação Estadual para internação hospitalar em leito de enfermaria do SUS.

MN apresentava dispneia aos mínimos esforços e sua hemoglobina estava em 5,6g/dL, sem exteriorizações. Foram feitos 2 concentrados de hemácias, porém evoluiu com Edema agudo de pulmão, elevação de Marcadores de necrose miocárdica com Infarto Agudo do Miocárdio de parede inferior, tendo sido encaminhado para Cateterismo, que evidenciou Obstrução de 75-90% em 1/3 médio de Coronária direita não dominante. Realizou Angioplastia com 2 *Stents* farmacológicos implantados com sucesso.

Foi avaliado pela Oncohematologia do Hospital, tendo realizado mielograma, que evidenciou Mielofibrose primária em fase pré-fibrótica e hipocelularidade de série eritróide, compatível com neoplasia mieloproliferativa. E recomendou-se Hidroxiureia e Eritropoietina. Diante da idade, das comorbidades e do status funcional ruim, a Oncohematologia esclareceu ao paciente e aos familiares sobre limitadas possibilidades terapêuticas e sobre a possibilidade de Quimioterapia paliativa em caso de transformação para Leucemia Mielóide Aguda. Foram explicados os riscos inerentes à Quimioterapia e foi solicitado acompanhamento conjunto com a equipe de Cuidados Paliativos.

Em avaliação com a Medicina Paliativa, MN foi considerado elegível para Cuidados Paliativos, por se tratar de doença Mieloproliferativa com prognóstico incerto e ameaçadora de vida, com PPS 20 (totalmente acamado, incapaz para qualquer atividade, doença extensa, completa dependência, ingesta oral mínima e nível de consciência sem alteração), para o controle de sintomas e a definição de Diretivas Antecipadas de Vontade (DVA). Na DVA, MN referiu desejar não ser intubado, com concordância da esposa e da filha, cientes do seu estado de terminalidade. Recebeu alta hospitalar para acompanhamento ambulatorial com Oncohematologia, Cardiologia e Medicina Paliativa, após estabilização clínica e laboratorial.

MN retorna após 30 dias ao ambulatório de Oncohematologia. Referiu mialgia, tremores, anorexia e diarreia com fezes escuras. Realizou análise laboratorial, que mostrou Hb 5,7g/dL, leucograma 41.000/mm3 com 20% de bastonetes, plaquetas 80k, ureia 276mg/dL, creatinina 5,1mg/dL, potássio 6,0mg/dL. Necessitou de internação de urgência e de avaliação da Nefrologia e Cardiologia. Foram suspensas a dupla antiagregação plaquetária por suspeita de sangramento digestivo e a Hidroxiureia por piora da anemia. Avaliado pela Nefrologia, MN recebeu indicação de UTI para tratamento de Sepse, transfusão de alíquotas de Hemácias e Hemodiálise. Foi avaliado pela Medicina Paliativa, que considerou proporcional o trial clínico para tratamento de intercorrência aguda potencialmente reversível e, em caso de evolução desfavorável, considerou desproporcional e fútil a medida de intubação orotraqueal, Ressuscitação Cardiorespiratória e aumento de droga vasoativa.

Ao ser admitido na UTI, o paciente estava lúcido e orientado, níveis pressóricos normais e sem alterações da saturação periférica de Oxigênio.

Foi avaliado pelo Médico Intensivista, que o informou sobre a indicação de Hemodiálise, que o paciente recusou.

Acerca da Patologia

Fisiopatologia da Mielofibrose

A Mielofibrose primária (MPF) é uma Neoplasia Mieloproliferativa (NMP), doença que tem origem em uma célula-tronco hematopoiética mutada. Cursa com expressão anormal de citocinas, fibrose medular, hematopoiese extramedular, hepatoesplenomegalia, trombose, anemia e sintomas constitucionais inespecíficos, principalmente cansaço e fraqueza. Na MPF, o tecido fibroso na medula óssea substitui células produtoras de sangue, resultando em glóbulos vermelhos de formato anormal, além de anemia e aumento do Baço. Na medula óssea saudável, células chamadas fibroblastos produzem tecido fibroso que oferece suporte às células produtoras de sangue. Quando ocorre Mielofibrose, essa produção é excessiva e expulsa as células produtoras de sangue. Algumas delas migram da medula óssea para o Baço e o Fígado. A produção de glóbulos vermelhos diminui e o paciente desenvolve anemia. São observadas quantidades geralmente menores de plaquetas e glóbulos brancos imaturos que podem aumentar ou diminuir.

Epidemiologia

A Mielofibrose acomete homens e mulheres igualmente, com média de idade de 50 anos. É subdividida em primária e secundária. A secundária pode decorrer de uma série de doenças, como:

Leucemia Mieloide crônica, Policitemia Vera, Trombocitemia essencial, Mieloma Múltiplo, Linfoma de Hodgkin e Linfoma não-Hodgkin, câncer com metástases na medula e Mielodisplasia. Também pode ocorrer em pessoas com Tuberculose, Hipertensão Pulmonar, Lúpus Eritematoso Sistêmico, Esclerose Sistêmica e infecção por HIV.

Há risco de evolução para leucemia mieloide aguda, hemorragias digestivas ou eventos tromboembólicos.

Não há meios conhecidos de prevenir a Mielofibrose, pois o subtipo Mielofibrose primária não tem causa conhecida e a Mielofibrose secundária é consequência da evolução de outras doenças e distúrbios.

Diagnóstico

É feito por biópsia de medula óssea.

Pode ser solicitada a pesquisa de genes mutantes para auxiliar na definição da modalidade de tratamento, como: JAK2; CALR; MPL.

Tratamento

O único tratamento com potencial curativo é o transplante alogênico de células-tronco hematopoiéticas.

Devem ser oferecidas medidas de suporte.

Existem medidas para evitar o agravamento e amenizar o desconforto, como:

- Redução da esplenomegalia, que é feita por meio de medicamentos e, em alguns casos, pelo uso de radioterapia ou esplenectomia;
- Normalização de plaquetas;
- Melhora da anemia.

Deliberação sobre os valores e problemas morais

Deveria a equipe médica atender ao pedido do Sr. MN de não intubar e de não realizar hemodiálise, respeitando o princípio da Autonomia?

Deveria a equipe médica respeitar a DVA de não intubar e acrescentar recusa à hemodiálise, registrando em prontuário, sendo esta a vontade expressa do Sr. MN?

Deveria a equipe médica realizar a hemodiálise sem o consentimento do Sr. MN?

Deveria a equipe médica sedar o paciente para submetê-lo a um procedimento previamente recusado?

Deveria a equipe médica da UTI atender ao desejo expresso pelo paciente, contrariando a decisão da equipe assistente?

Deveria a equipe médica realizar apenas tratamentos não invasivos, visto o estágio de terminalidade da doença?

Deveria a equipe médica solicitar uma reunião entre todas as equipes de especialistas, para melhor esclarecer a situação clínica do paciente?

Deveria a equipe médica solicitar uma avaliação da psicologia, para uma melhor compreensão sobre a recusa terapêutica?

Deveria a equipe médica dar alta da UTI devido à recusa terapêutica para o acompanhamento de Cuidados Paliativos exclusivos?

Deveria a equipe médica fazer um trial clínico, porém sem medidas invasivas?

Deveria a equipe médica realizar um trial clínico com procedimentos invasivos, a despeito da decisão do Sr. MN em não dialisar e intubar?

Principal problema moral

Deveria a equipe médica da UTI realizar os tratamentos propostos pelos médicos assistentes (Oncohematologia, Nefrologia e Medicina Paliativa) ou respeitar a Autonomia do Sr. MN em recusar a intubação orotraqueal e a hemodiálise, em um cenário de incerteza por intercorrência aguda potencialmente reversível?

Valores em conflitos

- Sr. MN *x* UTI, Oncohematologia, Nefrologia e Medicina Paliativa.
- Autonomia *x* Profissionalismo, proteção, beneficência.
- Bem-estar *x* Segurança terapêutica.
- Diretivas de Vontade *x* Segurança profissional.

Deliberação sobre os deveres e cursos extremos

- Realizar trial clínico, incluindo tratamentos invasivos.
- Não realizar tratamentos invasivos em nenhum cenário.

Cursos intermediários

- Realizar uma reunião com todos os profissionais envolvidos na assistência e discutir o ajuste terapêutico para um trial de tratamentos apenas não invasivos.
- Realizar uma reunião com a equipe médica assistente oncohematologista, para a redefinição de teto terapêutico e limitação terapêutica de acordo com a vontade expressa pelo Sr. MN.
- Realizar uma reunião com familiares para a definição de alta da UTI em acompanhamento com Cuidados Paliativos exclusivos, orientando sobre o não retorno à UTI e sobre cuidados de final de vida em enfermaria.
- Realizar o acompanhamento da Equipe de Psicologia para o Sr. MN e familiares, visando ao enfrentamento da Terminalidade.
- Realizar uma avaliação com a equipe assistente e os familiares para *homecare.*
- Realizar uma reunião familiar com todos os membros da família, para o alinhamento de condutas sobre a vontade manifestada pelo Sr. MN de não realizar tratamentos invasivos.
- Oferecer assistência espiritual de acordo com a Religião expressa pelo Sr. MN.
- Realizar sedação paliativa para o manejo de sintomas, incluindo terapias invasivas durante o trial clínico.
- Suspender o trial clínico em caso de instabilidade hemodinâmica e ventilatória, oferecendo tratamento paliativo exclusivo.

Curso ótimo

Foi realizado o trial clínico com antibioticoterapia, hidratação venosa com solução bicarbonatada e transfusão de alíquota de concentrado de hemácias.

O Sr. MN evoluiu gradativamente com melhora da função renal e recebeu alta da UTI sem necessidade de tratamentos invasivos.

Teste de consistência

Legalidade: as decisões respeitaram as normas constantes no Código de Ética Médica, na Constituição Brasileira.

Temporalidade: as decisões respeitaram o tempo para discussões e ponderações entre equipe e familiares.

Publicidade: as decisões foram embasadas nos princípios bioéticos da Autonomia e Beneficência, sendo considerados os riscos no contexto da doença, tornando-as elegíveis para discussão e exposição pública.

Desfecho do caso

Após alta da UTI, o Sr. MN foi encaminhado para a assistência de Cuidados Paliativos exclusivos.

Considerações finais

A Autonomia em decidir e escolher sobre o melhor curso de tratamento em um processo de doença incurável e em estágio de terminalidade, após receber todas as informações da equipe médica assistente, tem sido um elemento de grande empenho das áreas de saúde envolvidas em processos de humanização de cuidados, compreendendo que o maior benefício de um cuidado está intrinsecamente vinculado ao direito legal de um indivíduo tomar suas próprias decisões, sendo consideradas suas disposições para a compreensão, sua capacidade decisória e o alinhamento com seus responsáveis legais.

Referências bibliográficas

JOAUN, Carlos Eduardo; MEDEIROS, Pedro. *Conflitos Morais em Bioética Clínica*. Bueno Brandão: Editora PlenaVoz, 2022.

ROBLEDO, Maria Laura Daumas. "Metilação e expressão de genes hoxa em mielofibrose primária." Dissertação (Mestrado em Oncologia) – Instituto Nacional do Câncer, Rio de Janeiro, 2019. Disponível em: https://ninho.inca.gov.br/jspui/handle/123456789/12503.

SILVA, J. *Bioética clínica e deliberação moral: casos clínicos*. Bueno Brandão: Editora PlenaVoz, 2023.

VIEIRA, Rafaela Reis. "Mielofibrose Primária: Análise do perfil clínico e genômico." Dissertação (Mestrado em Oncologia) – Instituto Nacional do Câncer, Rio de Janeiro, 2021. Disponível em: https://ninho.inca.gov.br/jspui/handle/123456789/12351.

Tomada de decisão em saúde mental

Luca Schilling Gonçalves

> *Porque os médicos se preocuparam e porque um deles ainda acreditava em mim quando eu não acreditava em nada, sobrevivi para contar a história. Isto é, não apenas os médicos que realizam operações perigosas ou administram medicamentos que salvam vidas em emergências óbvias, que seguram a balança em momentos entre a vida e a morte. Sentar-se calmamente num consultório e conversar com alguém não pareceria ao público em geral algo heroico ou dramático. Na medicina existem muitas maneiras diferentes de salvar vidas. Esta é uma delas.*
>
> Morag Coate (*Beyond All Reason*, 1965).

Introdução

A avaliação da capacidade de decisão médica é uma das habilidades imprescindíveis aos médicos, não só aos psiquiatras ou psiquiatras forenses. É, com efeito, um processo complexo e que envolve diferentes esferas de cognição e sopesamento consequencial e moral. Requer a presença compassiva do profissional de saúde, abertura, disponibilidade e boa comunicação com o paciente. Verificar a presença da capacidade de tomada de decisão é fundamental para o respeito à autonomia do paciente e, quando incapaz, para protegê-lo.

Desenvolvimento

A avaliação da capacidade de tomada de decisão médica faz parte, mesmo que imperceptivelmente, da rotina dos médicos que diariamente participam na assistência a pacientes em diferentes contextos de saúde, das decisões mais simples às mais complexas. Pode envolver a escolha entre diferentes tratamentos de saúde, para iniciar, manter ou interromper um tratamento, assim como para negar um tratamento médico.

A avaliação da capacidade de decisão de pacientes em geral é de domínio do médico, que tem uma obrigação ética e legal de entender esse conceito e de entender os fundamentos sobre como avaliar um paciente nesse quesito, sabendo quando e qual ajuda pedir caso não se sinta seguro para essa avaliação – percepção fundamental para que seja respeitada a autonomia do sujeito em tratamento. A função da avaliação da capacidade de decisão é garantir que o enfermo esteja apto a escolher um caminho de acordo com seus valores e, com isso, que a equipe e os profissionais possam oferecer um melhor cuidado, promovendo um tratamento o mais próximo possível do ideal, respeitando a autonomia, os valores e os princípios de cada paciente, e equilibrando essas variáveis em cada situação – inclusive naquelas em que não se pode confirmar, ou quando há dúvida sobre a capacidade de gestão da própria autonomia decisória.

Para que se considere que um paciente tem uma escolha autônoma, devem ser consideradas três características principais:

1. Ser uma **escolha informada**. O paciente deve ter sido informado adequadamente sobre a natureza e o propósito do tratamento ou intervenção, assim como sobre os riscos, benefícios e alternativas ao tratamento proposto, incluindo a recusa ao tratamento;
2. Ser uma **escolha voluntária**, livre de coerções;

3. Ser uma **escolha embasada em capacidade de decisão** para a questão de saúde específica.

Em grande parte das situações, se não na maioria, só é aventada a possibilidade de avaliar a capacidade de tomada de decisão de um paciente se esta vai contra a opinião médica, ou quando envolve riscos significativos e decisões complexas. Sabemos por meio de dados de diferentes países que a prevalência da incapacidade de consentir em relação ao tratamento médico em pacientes internados em hospital geral é alta: um estudo irlandês observou uma prevalência de 27,7%; um estudo grego, de 50,7%. Um estudo inglês acompanhou por 18 meses pacientes após admissão em setor de emergência e verificou que 40% deles não tinham autonomia de tomar alguma decisão sobre o próprio tratamento. Diversos estudos também mostram que uma grande parte das equipes assistenciais subestima a capacidade de tomada de decisão de pacientes sob seus cuidados. Apesar disso, quando julgam que seus pacientes não têm capacidade de tomada de decisão, em geral estão corretas.

A médica Linda Ganzini elenca, em um artigo de 2005 intitulado "Ten myths about decision-making capacity", os dez principais mitos dos médicos sobre a avaliação da capacidade de tomada de decisão, os quais são trazidos abaixo:

1. **Capacidade de tomada de decisão e competência legal são a mesma coisa**. Apesar de as duas expressões se referirem à habilidade de tomar decisões, a primeira diz respeito a uma decisão médica, que deve ser auxiliada pelo médico do paciente, enquanto a segunda diz respeito a uma questão jurídica, normalmente em contextos mais complexos, envolvendo a avaliação de diversas esferas da capacidade de consentir legalmente com uma série de situações perante a justiça e a sociedade.
2. **Pode ser presumida ausência da capacidade de tomada de decisão quando os pacientes vão contra as condutas médicas**. A

determinação da capacidade de tomada de decisão está embasada na avaliação do processo de como o paciente chegou à determinada conclusão quando confrontado com as possibilidades de tratamento, e não com a escolha final sobre esse tema - seja ela consoante ou não com a orientação médica. Inclusive, nem sempre os pacientes que concordam com a conduta médica estão, de fato, aptos a concordar - e é papel do médico assistente também estar atento a uma concordância do paciente quando esta vai contra opiniões e valores previamente expressos por ele.

3. **Não há necessidade de avaliar a capacidade de tomada de decisão a não ser que os pacientes se mostrem contrários às condutas médicas.** É claro que não é realista o cenário de uma avaliação completa de cada decisão de cada paciente frente a cada conduta médica, mas os médicos assistentes devem estar sempre atentos em casos de pacientes com questões cognitivas que possam prejudicar a capacidade de decisão, e não podem tomar como certa esta capacidade somente porque o paciente concordou. Deve-se estar atento se de fato trata-se de um consentimento do paciente ou apenas de um "assentimento" do paciente.
4. **A capacidade de tomada de decisão é um fenômeno de "tudo ou nada".** Um paciente que não está apto a tomar determinada decisão não necessariamente está incapaz para qualquer decisão. Para cada escolha, há diferentes esferas cognitivas e afetivas envolvidas, e o médico assistente deve ser capaz de individualizar sua avaliação para cada paciente em cada situação. Um paciente com quadro demencial leve, por exemplo, pode estar apto a tomar algumas decisões sobre tratamentos médicos e pode não ter capacidade de tomar decisões sobre temas mais complexos.
5. **Deficiência intelectual equivale à falta de capacidade de tomada de decisão.** A capacidade de tomada de decisão e o nível cognitivo podem ser diretamente proporcionais, mas não necessariamente.

Testes de medição de capacidade cognitiva não devem ser usados no lugar da avaliação individualizada da capacidade de tomada de decisão para cada paciente em cada situação específica.

6. **A incapacidade de tomada de decisão é uma condição permanente.** A capacidade de tomada de decisão pode variar com o tempo, especialmente em pacientes com questões psiquiátricas e clínicas. Em pacientes com quadro de *delirium*, por exemplo, pode haver flutuação do nível cognitivo e, consequentemente, da capacidade decisória. Por conta disso, este aspecto deve ser reavaliado regularmente.
7. **Pacientes que não receberam informações relevantes sobre o tratamento não têm capacidade de tomada de decisão.** A falta de informação adequada não deve ser confundida com a falta de capacidade de tomada de decisão. O médico assistente deve assegurar que o paciente foi devidamente informado e, além disso, que compreendeu a informação recebida, fazendo o possível para maximizar o entendimento do paciente dos dados médicos e técnicos fornecidos.
8. **Todos os pacientes com determinados diagnósticos psiquiátricos são incapazes de tomada de decisão.** A presença de um quadro psiquiátrico, sua gravidade e atividade podem indicar maior dificuldade ou até incapacidade decisória, mas não são sinônimos disso, devendo cada caso ser avaliado individualmente, e havendo cuidado com o preconceito de que determinados diagnósticos psiquiátricos são equivalentes à incapacidade de optar ou não por tratamentos de saúde.
9. **Pacientes em internações involuntárias são incapazes de tomada de decisão.** Embora pacientes em internação involuntária de forma geral possam ser considerados incapazes de tomar decisões referentes à saúde, o que justificaria a involuntariedade em primeiro lugar, eles podem e devem ser avaliados em cada decisão, pois

podem ser capazes de consentir com determinados tratamentos (procedimento ou medicação durante a internação, por exemplo).

10. **Somente profissionais da área da saúde mental podem avaliar a capacidade de tomada de decisão.** Apesar de os profissionais da área da saúde mental terem um treinamento mais específico para esse tipo de avaliação, esta deve ser uma habilidade de qualquer médico que atue no contato com pacientes, com a vantagem inclusive de poder ser realizada por um médico que já conheça e acompanhe o paciente e que tenha um vínculo mais bem-estabelecido; ao contrário de, por exemplo, um psiquiatra que é chamado para fazer essa avaliação e emitir um parecer em um ou dois contatos com o paciente.

Existem alguns instrumentos para avaliação da capacidade de decisão, porém não há um instrumento específico que seja o padrão-ouro. Toda avaliação desse tipo é multidimensional e complexa, dependendo muito da experiência e habilidade do profissional que a realiza, bem como do conhecimento a respeito do caso de cada paciente em particular. Uma das ferramentas mais utilizadas para avaliar a capacidade de um paciente para tomar decisões é o "MacArthur Competence Assessment Tool for Treatment" (MacCAT-T). Essa ferramenta foi criada pelos psiquiatras forenses norte-americanos Paul Appelbaum e Thomas Grisso, em 1997, com o intuito de ser clinicamente útil para auxiliar os médicos e profissionais de saúde a verificarem se um determinado paciente é capaz de tomar decisões específicas para questões relacionadas a tratamentos médicos. Esse teste envolve 4 domínios principais, que devem ser avaliados ao longo da entrevista com o paciente, a seguir (Grisso, Appelbaum e Hill-Fotouhi, 1997):

1. **Entendimento.** Capacidade do indivíduo de entender o próprio quadro clínico, riscos envolvidos e benefícios potenciais dos tratamentos propostos. Esta etapa é avaliada após se explicar ao paciente de forma clara e consoante com seu nível sociocultural a

sua condição clínica e o tratamento proposto, pedindo ao paciente que explique o que entendeu, com suas próprias palavras, do que foi dito: "Me conte o que te falei com suas palavras".

2. **Raciocínio.** Capacidade de manipular a informação recebida e de se envolver num processo racional de manipulação dessas informações e de questionamento e reflexão. O paciente deve ser capaz de comparar possíveis cenários e de oferecer razões lógicas para suas deliberações: "Me conte o que você acha que aconteceria em cada situação e o porquê".
3. **Apreciação crítica.** Capacidade do indivíduo de aplicar os fatos e raciocínio do que está sendo discutido para sua própria condição. Inclui o reconhecimento do paciente de ter a condição diagnosticada, bem como a compreensão das possíveis consequências da doença e dos impactos positivos e negativos dos tratamentos e do não-tratamento: "Me explique o que você entendeu e como se aplica ao seu caso".
4. **Expressar a escolha.** Capacidade do paciente de declarar a escolha de uma opção: "Me conte qual caminho faz mais sentido para você".

Há críticas possíveis de serem feitas a esse modelo. O teste completo dura cerca de meia hora, tempo que nem sempre é possível investir rotineiramente nos diversos tipos de avaliação, de situações mais simples às mais complexas. A pontuação máxima é de 20 pontos (até 6 para entendimento, 8 para raciocínio, 4 para apreciação crítica e 2 para expressão da escolha) (*Idem*). Porém, não há pontuação mínima que delimite capacidade, e, ao fim e ao cabo, cabe ao profissional julgar se a capacidade está presente ou ausente, e em que medida. A ferramenta serve como bússola para estruturar uma avaliação de capacidade e como molde para conduzir a entrevista, e de forma alguma é um gabarito ou determinante.

Todos os mitos elencados por Ganzini *et al.* (2005) aplicam-se também à prática psiquiátrica, mas especialmente os últimos 3 são relevantes para esta área. O histórico sombrio da psiquiatria, no que tange à retirada de liberdade de determinados indivíduos sobre suas escolhas e de consentimento com relação aos tratamentos, não se esgota aqui, e são prova e resultado disso os abusos cometidos em Barbacena e aqueles perpetrados durante a ditadura militar no Brasil, justificando-se com o ferramental e a terminologia psiquiátricos.

Sabendo disso, torna-se mister uma adequada avaliação dessa capacidade por parte dos profissionais de saúde mental, que é ainda mais difícil em alguns casos que envolvem o adoecimento psíquico. E a constatação de ausência de capacidade de tomada de decisão não deve ser levada ao pé da letra, com esforços por parte do profissional para adaptar as informações e seu discurso para o universo de cada paciente e para seu funcionamento psíquico, no que pode ser especialmente útil o conhecimento da psicopatologia e da dinâmica de cada indivíduo.

É descrito, desde Bleuler, que pacientes com esquizofrenia, por exemplo, têm uma ambivalência marcante, que inclusive é uma das características que esse psiquiatra atribui como base para o diagnóstico do quadro, juntamente com o autismo, alterações de afeto e associação frouxa de ideias. A ambivalência nesse caso pode ser descrita como um estado de valências conflitantes e simultâneas sobre determinada pessoa ou situação. Com isso, muitas pessoas com esquizofrenia têm dificuldade em expressar uma opinião ou decisão sobre diversos temas, inclusive questões relacionadas a tratamentos médicos.

No caso de pessoas com uso problemático de substâncias, a questão da motivação é um ponto central no tratamento e na terapêutica, e é característico dessas condições a flutuação entre diferentes estados de motivação para a mudança, inclusive sendo um ponto-chave a ser explorado em algumas modalidades de tratamento, como a Entrevista Motivacional.

Nos transtornos de personalidade *borderline*, uma das características definidoras do quadro é também a instabilidade afetiva e labilidade emocional, com episódios de mudança intensa de humor que normalmente duram de algumas horas a poucos dias, com altas taxas de ideação e tentativas de suicídio.

Em cenários de cuidados paliativos, no seminal artigo publicado em 2000, intitulado "Depression, hopelessness, and desire for hastened death in terminally ill patients with cancer", de Breitbart e colaboradores, foi constatado que o desejo antecipado de morte estava correlacionado significativamente com o diagnóstico de um quadro depressivo – os pacientes deprimidos tinham uma chance quatro vezes maior de desejar a morte antecipadamente em relação aos pacientes não deprimidos. Também se nota, em um artigo de Chochinov e colaboradores (2012), que compararam os últimos meses de vida de pacientes com esquizofrenia com controles, que os primeiros receberam menos cuidados paliativos e menos analgesia com opioides (apesar de diagnósticos clínicos não-psiquiátricos similares) nesse período. Também se verificou que, nos últimos 6 meses de vida, os pacientes com esquizofrenia tiveram uma frequência de consultas psiquiátricas cerca de 2 a 3 vezes menor do que em períodos anteriores – o que é contraintuitivo, uma vez que o contato com a finitude e o adoecimento terminal de forma geral agravam sofrimentos psíquicos preexistentes –, e é justamente nesse período que esses pacientes tiveram menor apoio e acesso aos seus profissionais de saúde mental.

Os exemplos para cada diagnóstico ou situação abundam. Eles mostram como a saúde mental e o adequado cuidado aos diagnósticos psiquiátricos e aos pacientes que convivem com eles estão enredados com a capacidade desses indivíduos de escolha de tratamentos e condutas, com relação às suas questões de saúde mental e de saúde geral. Isso mostra, novamente, a interface potente entre a saúde mental e a psiquiatria, e a sua relevância como um fator significativo a ser levado em conta na avaliação da capacidade de decisão. As decorrências da presumida incapacidade dos pacientes psiquiátricos de opinar e decidir sobre seus tratamentos, assim como o menor acesso aos serviços de saúde, têm consequências nefastas já conhecidas historicamente e reiteradas diuturnamente na literatura médica.

Qual é o papel do profissional de saúde mental nesse contexto? Lacan cunhou a expressão "secretário do alienado", para se referir ao papel do psicoterapeuta nos casos de psicose, indicando o caminho de não descartar o conteúdo dito pelo paciente como mero subproduto de sua patologia, como o fizeram psiquiatras clássicos do século XIX, ao documentarem esses casos e "tomarem ao pé da letra" o que era dito (Costa e Freire, 2010).

Continuando nessa linha proposta por Lacan, podemos considerar que o profissional de saúde mental deve atuar, então, como um "tradutor" ou um "intérprete" do paciente frente aos cuidados em saúde mental e aos cuidados médicos em geral. Isso pois não é infrequente que pacientes com transtornos mentais graves e persistentes e com condições clínicas de saúde concomitantes caiam num fosso em que não chegam nem os psiquiatras, que não julgam ter um conhecimento clínico adequado, nem os outros médicos, que não julgam ter um conhecimento psiquiátrico adequado. Outra imagem possível é a do "embaixador", representante de um país no exterior, que tem obrigação de defender o interesse de seu país frente a intempéries externas e representar a cultura e os valores de seu povo no estrangeiro – não sendo o papel de protetor, o que implicaria uma certa verticalidade de poder, mas sim de emissário.

Assim, todo profissional de saúde mental deve ser um pouco tradutor e um pouco embaixador de seus pacientes frente ao tratamento em saúde e aos outros profissionais de saúde, facilitando as trocas e podendo representá-los nos seus melhores interesses sempre que se fizer necessário, e sempre que possível utilizando-se de seu vocabulário psiquiátrico e inter-humano para adaptar a linguagem técnica à "língua" de cada paciente e para potencializar o entendimento e a capacidade de decisão destes. E, após esgotar as tentativas de diálogo e compreensão, assumir sua incapacidade parcial e transitória e protegê-los, convocando a pessoa próxima mais capaz, ou tomando a melhor decisão médica possível embasada nos valores sabidos de cada paciente em questão.

Considerações finais

A avaliação da capacidade de decisão é um tema complexo por si só, sem referências que deem conta de sua complexidade e sem ferramentas definitivas para sua adequada atividade, requerendo do médico um conhecimento técnico, instrumental e interpessoal intenso para sua realização. Somam-se a isso as dificuldades inerentes à prática psiquiátrica e aos caminhos tortuosos do adoecimento psíquico, que abrem brechas para os mais variados tipos de abusos e negligências.

É essencial o papel do profissional de saúde mental como tradutor não só do mundo médico para o mundo pessoal do paciente, como também vice-versa. E, como embaixador, buscando o melhor para seus pacientes nos meandros da medicina. Ainda mais, quando não for possível, que a incapacidade do paciente seja respeitada, reavaliada sempre que possível e maximizada, e que, junto com seu círculo familiar, social e médico, sejam tomadas as decisões que iluminem a saúde e os valores individuais.

Referências bibliográficas

APPELBAUM, P. S.; GRISSO, T. "Assessing patients' capacities to consent to treatment." *New England Journal of Medicine*, 319 (25): 1635-1638. Disponível em: https://pubmed.ncbi.nlm.nih.gov/3200278/.

BREDEN, T. M.; VOLLMANN, J. "The cognitive based approach of capacity assessment in psychiatry: a philosophical critique of the MacCAT-T." *Health Care Analysis*, 12: 273-283, 2004. Disponível em: https://pubmed.ncbi.nlm.nih.gov/15658082/.

BREITBART, W. *et al.* "Depression, hopelessness, and desire for hastened death in terminally ill patients with cancer." *Jama*, 284 (22): 2907-2911, 2000. Disponível em: https://jamanetwork.com/journals/jama/fullarticle/193350.

CHOCHINOV, H. M. *et al.* "Comparative health care use patterns of people with schizophrenia near the end of life: a population-based study in Manitoba, Canada." *Schizophrenia Research*, 141 (2-3): 241-246, 2012. Disponível em: https://www.sciencedirect.com/science/article/abs/pii/S0920996412004227?via%3Dihub.

COATE, M. *Beyond All Reason*. Reino Unido: Lippincott, 1965.

CONSTANTINO MIGUEL, Euripedes *et al. Clínica Psiquiátrica: Os fundamentos da psiquiatria*. São Paulo: Editora Manole, 2020.

COSTA, Carlos Alberto Ribeiro; FREIRE, Ana Beatriz. "Lacan, secretário do alienado." *Mental*, 8 (14): 65-91, 2010. Disponível em: https://pepsic.bvsalud.org/scielo.php?script=sci_arttext&pid=S1679-44272010000100005.

GANZINI, L. *et al.* "Ten myths about decision-making capacity." *Journal of the American Medical Directors Association*, 6 (3): 100-104, 2005. Disponível em: https://pubmed.ncbi.nlm.nih.gov/15228638/.

______. "Pitfalls in assessment of decision-making capacity." *Psychosomatics*, 44 (3): 237-243, 2003. Disponível em: https://doi.org/10.1176/appi.psy.44.3.237.

GRISSO, T.; APPELBAUM, P. S.; HILL-FOTOUHI, C. "The MacCAT-T: a clinical tool to assess patients' capacities to make treatment decisions." *Psychiatric Services*, 48 (11): 141-159, nov. 1997. Disponível em: https://pubmed.ncbi.nlm.nih.gov/9355168/.

PARK, K. M. *et al.* "Anhedonia and ambivalence in schizophrenic patients with fronto-cerebellar metabolic abnormalities: a fluoro-d-glucose positron emission tomography study." *Psychiatry Investigation*, 6 (2): 72-77, 2009. Disponível em: https://pubmed.ncbi.nlm.nih.gov/20046378/.

REGO, S.; PALÁCIOS, M.; SIQUEIRA-BATISTA, R. *Bioética para profissionais da saúde*. Rio de Janeiro: Fundação Oswaldo Cruz, 2009.

SESSUMS, L. L.; ZEMBRZUSKA, H.; JACKSON, J. L. "Does this patient have medical decision-making capacity?" *Jama*, 306 (4): 420-427, 2011. Disponível em: https://jamanetwork.com/journals/jama/article-abstract/1104154.

Deliberação para final de vida em Unidade de Terapia Intensiva. Relato de Caso

Janny Leonor Lourenço Ferreira e Josimário Silva

Introdução

Tomar decisões em saúde exige habilidade, não sendo mais aceitável a intuição ou a mera experiência do profissional, o que ao longo do tempo vem sendo a justificativa para as tomadas de decisões em cenários clínicos complexos. Há uma certa naturalização de que a experiência profissional e os vários casos atendidos ao longo da vida sejam o suficiente para se eleger decisões diante de conflitos morais. A secularização vem transformando a relação médico/paciente ao longo da história, e os modelos decisórios que não conseguem envolver os pacientes estão sendo questionados e rechaçados. Na atualidade, a deliberação como um método ético-clínico decisório promove decisões prudentes, responsáveis e que conseguem proteger de forma efetiva os valores que estão presentes em cada caso.

Fundamentação

A prática clínica em Unidades de Terapia Intensiva (UTI) frequentemente envolve a tomada de decisões complexas diante de pacientes em situação crítica. O ambiente da UTI, por sua natureza, expõe os pacientes ao risco de altos níveis de intervenções tecnológicas, que nem sempre se mostram adequadas diante do prognóstico das situações clínicas apresentadas. Quando são realizadas intervenções sem a adequada avaliação do prognóstico, há elevado risco de que tratamentos fúteis ou potencialmente inapropriados sejam empregados.

A manutenção da dignidade do paciente durante a internação na UTI constitui um dos grandes desafios para a equipe multidisciplinar, de modo que as decisões relativas ao tratamento não podem ser limitadas ao manejo técnico da condição clínica subjacente. Há a necessidade de que os valores que conferem significado e sentido à vida do paciente sejam incluídos no processo de tomada de decisão compartilhada. Diante da vulnerabilidade trazida pelo adoecimento e, muitas vezes, da incapacidade de comunicação do paciente, seja pelo uso de dispositivos ou de sedativos, a família precisa ser envolvida no processo de tomada de decisão.

Dilemas morais emergem à medida que os profissionais de saúde precisam equilibrar princípios fundamentais, como beneficência, não maleficência e justiça, com a autonomia e o respeito aos valores e crenças do paciente e de sua família. Nesse contexto, a deliberação moral surge como uma ferramenta essencial para garantir a tomada de decisões éticas fundamentadas, promovendo um cuidado centrado no paciente e alinhado com seus desejos e prioridades.

Este artigo tem como objetivo relatar e analisar um caso clínico que ilustra a complexidade da deliberação moral em cuidados paliativos na UTI, destacando a importância do diálogo interdisciplinar, da escuta ativa, da avaliação prognóstica e dos valores individuais no processo decisório. O método utilizado preconiza a ponderação das diferentes possibilidades por parte da equipe, incluindo ações extremas e intermediárias, até chegar ao curso ótimo, à decisão que melhor equilibra os valores conflitantes e atende às necessidades do paciente.

Deliberação sobre os Fatos Clínicos

JGFG, masculino, 51 anos, casado, evangélico, com antecedente de neoplasia renal e acometimento metastático ósseo e pulmonar, vinha em tratamento quimioterápico para o controle da evolução da doença, porém sem perspectiva de cura. Ele apresentava boa funcionalidade, com independência para atividades de vida diária, até a admissão na Unidade de Terapia Intensiva (UTI) por insuficiência respiratória, atribuída à infecção respiratória e ao broncoespasmo.

Logo após a admissão na UTI, ele foi intubado e submetido à ventilação mecânica invasiva. Iniciou o tratamento com ceftriaxona e azitromicina para a infecção respiratória adquirida na comunidade. Trazia uma tomografia computadorizada do tórax com contraste, realizada no dia anterior devido ao desconforto respiratório. O exame não evidenciava condensações, embolia ou progressão de metástases pulmonares.

No dia seguinte à admissão na UTI, ele apresentou uma importante melhora clínica, preenchendo critérios para extubação. Após a retirada da ventilação mecânica, evoluiu em poucas horas com broncoespasmo e falência respiratória, sendo novamente intubado. Logo após o reinício da ventilação mecânica, houve a resolução completa do broncoespasmo.

Diante da necessidade de investigar melhor o motivo da falha de extubação, e visando garantir a segurança em uma próxima tentativa de desmame de ventilação, foi solicitada uma broncoscopia. O exame revelou múltiplas metástases em diversos pontos da árvore brônquica, algumas com aspecto pedunculado. As lesões eram responsáveis pela obstrução das vias aéreas e pelo broncoespasmo subsequente. Porém, quando o paciente era submetido à ventilação mecânica, a pressão positiva nas vias aéreas deslocava a extremidade das lesões móveis, permitindo a passagem do ar e uma adequada ventilação.

Em virtude da progressão da doença em vigência de tratamento oncológico, e agora da necessidade de ventilação mecânica contínua, foi solicitada uma reavaliação pela oncologia para discussão prognóstica e adequação do plano de tratamento. A avaliação oncológica confirmou o prognóstico ruim, não havendo proposta de terapia modificadora da doença oncológica.

Desde sua admissão, durante o período em que esteve sob ventilação mecânica, o paciente recebeu sedação venosa contínua, para adaptação à ventilação mecânica e redução do desconforto associado, em uma dose que permitia o controle dos sintomas e a manutenção do nível de consciência adequado para a interação. Apresentava enorme necessidade de comunicação, sem poder verbalizar. Tentava comunicar-se por mímicas e através da escrita, porém, apesar de ser compreendido, a velocidade da troca de informações era inferior à sua necessidade. Ainda antes da realização da broncoscopia, escreveu que sabia ser o câncer o responsável por sua piora clínica, e demonstrava resiliência e aceitação de sua condição atual, informando que priorizava a sua qualidade de vida e o alívio do sofrimento.

O paciente escrevia sobre questões espirituais e religiosas com aparente tranquilidade. Após ser visitado por um pastor que professou a cura pela Fé como um evento iminente, mostrou-se um pouco inquieto. Expressava que tinha Fé, porém que não esperava ser curado e que se preparava para a possibilidade de vir a falecer em breve.

Diante da intensa necessidade de comunicação do paciente em fase final de vida, que aceitava sua condição e que não desejava ter o sofrimento adicionado por medidas que prolongassem o processo de morrer, discutimos com ele o plano terapêutico e solicitamos sua autorização para a realização de uma conferência familiar com a esposa e os filhos.

Uma vez autorizada pelo paciente, a conferência familiar foi realizada. Infelizmente, por questões estruturais da UTI, não conseguimos que o paciente participasse da reunião. Tanto a esposa quanto os filhos trouxeram a importância da preservação da dignidade e da atenuação do sofrimento o tanto quanto fosse possível nesta fase da vida do paciente. Ele mesmo concordava com estes valores e desejava ficar com a família o máximo de tempo possível.

Deliberar sobre Valores

Principal problema ético: deveria ser mantida a ventilação mecânica com o risco de prolongar o processo de morte de um paciente sem proposta de tratamento oncológico?

Valores presentes: para a adequada tomada de decisão, faz-se necessário identificar os valores envolvidos. No caso atual, foram identificados como principais valores: autonomia, fé, religiosidade, não maleficência, beneficência, dignidade, necessidade de comunicação, desejo de permanecer ao lado da família e desejo de ir para casa.

Valores em conflito: uma vez identificados os valores envolvidos, o ideal seria proteger a todos. No entanto, alguns valores são conflitantes, gerando problemas morais.

Valores referentes ao paciente

O desejo do paciente de se comunicar
Qualidade de vida adequada
Convívio social
Resiliência

Valores para a equipe

Promover uma via aérea segura
Não maleficência
Alta segura
Comunicação efetiva

A necessidade de comunicação verbal e o sentimento do paciente de ainda não ter dito tudo o que desejava tornavam necessária a manutenção da ventilação mecânica, que, por outro lado, poderia prolongar o sofrimento e o processo de morrer. O dever da equipe de saúde de garantir a melhor assistência possível poderia tornar o tratamento um motivo adicional de sofrimento e de perda da dignidade por parte do paciente. O desejo deste de passar o fim da vida em casa era conflitante com a indisponibilidade de recursos necessários para a adequada assistência e o controle de sintomas naquele ambiente. Adicionalmente, foi identificada a resiliência que o paciente apresentava diante da morte, contraposta ao discurso de alguns religiosos de que ele seria curado pela Fé.

A resiliência é entendida como a capacidade de resistir às adversidades humanas. É uma capacidade dos seres humanos de superarem os efeitos de uma adversidade a que estão submetidos e, inclusive, de saírem fortalecidos da situação. O desenvolvimento de habilidade emocional e espiritual consegue estruturar o sujeito moral para guiá-lo em decisões complexas que lhe afetam diretamente. E o reconhecimento de sua finitude demonstra o grau de maturidade desse indivíduo.

Deliberando sobre Deveres e Cursos extremos

Suspender o suporte ventilatório

x

Manter o suporte ventilatório

O dever é o campo da ética. É onde todos nós somos obrigados a fazer ou deixar de fazer algo que pode beneficiar ou prejudicar. Quando optamos por uma das decisões consideradas extremas, significa que não conseguimos preservar outro valor presente. Por isso, a deliberação leva o tomador de decisão a buscar proteger todos os valores e lesar o mínimo possível deles. Isso só conseguimos (proteger ao máximo os valores) quando elaboramos cursos intermediários. São esses cursos que conseguem proteger mais valores.

Cursos intermediários

- Realizar uma conferência familiar para compreender melhor os valores do paciente e os da própria família;
- Incluir o paciente e os familiares na discussão do plano de tratamento;
- Discutir o caso clínico na reunião do núcleo de cuidados paliativos e bioética clínica da instituição;
- Realizar traqueostomia e adaptar uma válvula de fala para permitir a fonação;
- Manter o paciente na UTI e ampliar a permanência da família;
- Propor a continuidade do cuidado em enfermaria junto aos familiares, apesar do uso de ventilação mecânica;
- Discutir o caso com a equipe de oncologia da enfermaria, para acertar os detalhes da transferência e assegurar a continuidade de cuidados;
- Assegurar o acompanhamento na enfermaria por médicos da UTI com formação em cuidados paliativos;
- Informar à equipe de atendimento as intercorrências, o quadro clínico do paciente e o plano de cuidado;
- Discutir com a equipe de fisioterapia a possibilidade de manter pressão de suporte como modo ventilatório sem *backup* de apneia;
- Promover a discussão do caso entre as equipes de fisioterapia da UTI e da enfermaria;
- Treinar a equipe de fonoaudiologia da enfermaria para manusear a válvula de fala;
- Manter o atendimento na enfermaria pela equipe de fonoaudiologia da UTI quando a válvula de fala estiver em uso;
- Solicitar internamento domiciliar por via judicial;
- Autorizar a presença de um maior número de visitantes ao mesmo tempo para que o paciente possa ter momentos em família e entre amigos;

- Viabilizar encontros entre o paciente e seus líderes religiosos;
- Prover acolhimento de questões espirituais;
- Manter o adequado controle de sintomas;
- Não instituir outras medidas de suporte avançado de vida além da ventilação mecânica já em uso;
- Solicitar o parecer do Comitê de Bioética Clínica.

Curso ótimo

- Realização de traqueostomia e instalação de válvula de fala com posterior transferência para a enfermaria.

Eleger esse curso como ótimo significa dizer que, no momento em que o paciente se encontra, essa ação conseguiria proteger valores que não poderiam ser deixados para depois. Ao analisar o caso, identificar os valores presentes e os que estão em conflito, estima-se que esse curso seria a resultante mais apropriada para assim ser aplicado de imediato. Isso lembrando que qualquer curso intermediário também pode ser o curso ótimo em algum momento. É o tomador de decisão que deve analisar em que momento deve ser utilizado outro curso, pois todos são moralmente corretos.

Teste de Consistência

Publicidade: o caso pode ser tornado público sem prejuízo da reputação dos envolvidos.

Temporalidade: as discussões foram realizadas tempestivamente e a decisão seria mantida caso houvesse mais tempo.

Legalidade: as decisões respeitam as regulamentações do Conselho Federal de Medicina, do Código de Ética Médica e do Ministério da Saúde, que prevê a disponibilidade de cuidados paliativos no Sistema Único de Saúde (SUS).

Desfecho do Caso

O paciente foi traqueostomizado, recebeu a válvula de fala e, após um breve treinamento da equipe da unidade de internamento quanto ao uso do dispositivo, foi transferido no dia seguinte para a enfermaria de oncologia. Na enfermaria, continuou sendo assistido diariamente pela equipe médica e de fonoaudiologia da UTI, ambas com formação em cuidados paliativos, além de cuidados intensivos. A condução das intercorrências foi realizada pela equipe da enfermaria, de acordo com orientações contidas no prontuário e frequentemente reajustadas através de alinhamentos entre as equipes da UTI e da oncologia.

Considerações finais

A Unidades de Terapia Intensiva tem sido o palco de inúmeros conflitos morais ou de valores. Nesse cenário, a vida está por um fio e os recursos disponíveis conseguem em muitas situações reverter condições clínicas desfavoráveis, criando assim um mito de que tudo é possível, desde que o paciente receba o tratamento utilizando todos os recursos disponíveis. Essa cultura tem alimentado os julgamentos morais de pacientes e familiares quanto aos profissionais. Estabelecer um limite ético entre o que pode beneficiar o paciente e o que agrega malefício é uma tarefa difícil para profissionais e familiares. Ainda se atrela a isso a suspensão de tratamentos, o abandono do doente. Criar na Unidade de Terapia Intensiva a cultura de deliberar sobre casos clínicos vai promover uma nova forma de cuidado de excelência técnica e ética.

Referências bibliográficas

BEAUCHAMP, T.; CHILDRESS, J. "Principles of Biomedical Ethics: Marking Its Fortieth Anniversary." *American Journal of Bioethics*, 19 (11): 9-12, 2019.

GRACIA, D. "Ethical case deliberation and decision making." *Medicine, Health Care and Philosophy*, 6 (3): 227-233, 2003.

KESECIOGLU, J.; RUSINOVA, K.; ALAMPI, D.; ARABI, Y. M.; BENBENISHTY, J.; BENOIT, D. *et al.* "European Society of Intensive Care Medicine guidelines on end of life and palliative care in the intensive care unit." *Intensive Care Medicine*, 50 (11): 1740-1766, 2024.

MARTINS, S.; FRADIQUE, E.; HERNÁNDEZ-MARRERO, P. "End-of-Life Decision Making in Palliative Care and Recommendations of the Council of Europe: Qualitative Secondary Analysis of Interviews and Observation Field Notes." *Journal of Palliative Medicine*, 21 (5): 604-615, 2018.

VIDAL, E. I. O.; RIBEIRO, S.; KOVACS, M. J.; SILVA, L.; SACARDO, D. P.; IGLESIAS, S. B. O. *et al.* "Position statement of the Brazilian Palliative Care Academy on withdrawing and withholding life-sustaining interventions in the context of palliative care." *Critical Care Science*, v. 36, 2024. Disponível em: https://www.scielo.br/j/ccsci/a/Pf8bNTyKX5xZst9BVnpVsBF/.

Esta obra foi composta em sistema CTcP
Capa: Supremo 250 g – Miolo: Pólen Natural 70 g
Impressão e acabamento
Gráfica Santuário